新 潮 文 庫

野の花ホスピスだより

徳 永　進 著

目次

I

Ⅱ 野の花通信から

章扉イラスト　大野まみ

野の花ホスピスだより

一

I

野の花の人々

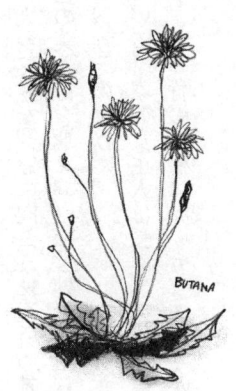

空いた2号室

2号室が空いた。

十二月下旬の日曜の午後、空いた2号室に入ってみた。窓の向こうに近所の神社、イチョウの大木の枝が風に揺れていた。黄色の葉が宙を飛んでいく。外は木枯らし。先月までこれでも秋かという暑さだったのが、うそのようだ。

古い隣家の庭の柿《かき》の木の葉が赤く色づいている。家の女主人は長く老人施設に入所されていたが、去年他界された。空き家のままだ。竹の垣根に赤いカラスウリがぶら下がる。

窓の外の小さなベランダには、看護師さんが手を入れた鉢に、名を知らぬすみれ色の花が咲いている。北風とみぞれ雨に打たれ、首を垂れている。

ここは十九床の有床診療所。スタートして七年がたつ。閉じることなく続いてきたことに感謝しなければならない。これからの一年がどうなるのかは未知のまま。

壁から壁の、板一枚の机の上に木製の電気スタンド。床には小さな冷蔵庫、その上に七年前、町の量販店の安売りで購入した14インチテレビ。ベッドの上にちょこんと置かれたナースコールが目に入る。ぼくは深呼吸をする。

2号室の、この落ち着きは何だろう。周囲の自然か。木枯らしがきて、山陰が閉じていく季節に入ったからか。隣家の雑木林の庭のせいか。

いやーと思う。一番の理由は、おそらく、病室が空いているからだろう。

誰もいない病室、患者さんも、家族も。医療者やボランティアさんも誰もいない病室。点滴セットも酸素吸入器も吸引器もなーんもない病室にいると、なぜか懐《なつ》かしさが湧《わ》いてくる。七年の月日の経過のせいだろうか。ほっとした病室がゆっくり、息をしているみたい。

前日の土曜の夕方の五時、2号室で最期《さいご》の息をしたのは、八十四歳の在日の女性だった。肺がんの脳転移。「おばあーちゃーん、死んだらいけーん」と孫娘が叫んだ。中学生と小学生のひ孫たちも涙をこぼしながら大声で叫んだ。叫び声は廊下に漏れ出た。「死んだらいけーん」と叫ぶ古い形の死の看取《みと》り方は、今も新しい。

叫びから一日がたって、2号室は静けさの中で時を過ごす。

さあ次には、どんな人が、この病室で時を過ごしてくださるのだろう。

ぼくはもう一度、2号室でひとり深呼吸をする。

笑うって難しい

笑うって難しい。病気を抱えて笑うって難しい。死と無関係でない病気だと、もっと難しい。でも人は、笑いうる。

冬の夕暮れ、病棟の廊下で道子さんに出会う。両手をだら一んと前に垂らし、肩をすくめニコッと笑う。ぼくもニコッとなる。お互い相手の笑い顔がおかしくて、あはと、もう一度笑い合う。道子さんは六十七歳。総合病院の婦人科の先生から紹介された。がんの手術を拒み続け腹水がたまるようになった、ホスピスケアよろしく、三十年来の統合失調症、と紹介状に書いてあった。

入院当初は暗い顔。言葉はない。おなかは腹水で張っていた。針で腹水を抜こうとすると「怖い」と拒否。やっとのことで許可。腹腔《ふくくう》に注入した抗がん剤が効いて、以後腹水はたまらず。次に、骨盤腔に増殖したがんが腸閉塞《ちょうへいそく》を引き起こした。嘔吐《おうと》が続いた。

幸運なことに、腸閉塞の治療薬が効いた。ガスも便も出だして、食べられるようになった。暗い顔が変化し始めた。

町の森にホタルが飛ぶころ、道子さんの次女さんと見に行った。道子さんを車椅子《くるまいす》に乗せ、次女さんが押した。久しぶりの水入らずの母子交流。「なにあれ」と闇《やみ》に飛び交う光を指して聞いてみた。「ホタルきれい」。言葉がよみがえった。

顔に穏やかさが戻ってきた。近くの神社の祭りで獅子舞《ししまい》がやってきた時、獅子に頭をかんでもらって、道子さんニコッと笑った。ニコッはそのころから泉のように湧いてきて、道子さんのトレードマークになった。

看護師さんに助手さん、ボランティアさんに厨房《ちゅうぼう》さん、皆の人気者になった。病気のため顔に表情がなく、十年前に夫を亡《な》くしてからいっそう暗かったので、今の道子さんの表情は信じられない、と二人の娘さんは言う。

病気は徐々に進んだ。でも笑い続けた。「主人が呼んでる」と、荷物をまとめて玄関へ下りていく。夫の姿はない。「おらん」と言ってニコッと苦笑い。決まって夕方。毎日の行事。

右足が腫《は》れ始めた。看護師さんが柔らかい包帯を巻くと傷病兵みたいになった。その足を見せて笑った。胸水がたまって治療のためのチューブを入れたら、夜中に自分で抜き去る。翌朝、いたずらっ子みたいにニコッ。

入院から六カ月。がんは全身に進展。嘔吐再開。嘔吐後にもかかわらず、肩をすくめ弱々しくニコッと笑った。亡くなる二日前、胸に聴診器を当てると顔の薄い皮膚をゆっくりと動かした。ニ、コ、ッー。まるで仏さまの笑み。

人間が秘めている力、秘めてる笑える力ってすごいなあ、とあらためて思う。

五年生の力

「素人《しろうと》のわしが見ても息子が弱ってきたの、分かります。薬で楽にしてやってください」

三十九歳の男性の父親がカンファレンス（今後についての話し合い）で発言する。男性の病気は膵《すい》がんで、腹腔に広く転移し末期の状態。カンファレンスルームの円卓を囲むのは男性の父親、母親、三十五歳の妹、その子、看護師さん、ぼく、の六人。

今までも何回か話し合った。

「息子が見違えるほど元気になってあんなええ顔見せて、ここに来てよかった」と父親が相好を崩したのは二回目の時。「おっつあんと本屋行っていい?」と妹の子である少年が言ったのもその時だった。小学二年生の時に父親を事故で亡くし、以後、男性が父親代わりになっていた。学校が休みの時はいつも病室のベッドで、二人一緒にマンガを読んでいた。今、小学五年生。少年は「おっつあん」と男性を呼ぶ。ほんとの父子のようだ。

男性はイケメン、でも独身。「なんで?」と三回目に看護師さんが聞くと、「横浜に出てましたが、お母ちゃんみたいなええ女性おらんわ、言ってました」とうれしそうに母親は笑う。

漁村に住んでいる。父親は漁師。海に潜る。「話は変わりますが」と四回目の会で父親が言った。「わし、股《また》のヘルニア、潜ると治るです。なんででしょう」。初めて受ける質問。「重力の方向」と答えた。「今そんなん、関係ないが」と娘にしかられていた。

カンファレンスで、苦しみが強くなった彼に、そろそろ鎮静剤を使って眠ってもらうこと(セデーションと呼ぶ)はどうだろう、それ以外に彼の苦痛を取り除くことは難しい局面だ、とぼくは説明する。冒頭の発言はその時の父親の答え。お母さんも「かわいそうだけど、その方がなあ」と机を見る。方向は決まったかに見えた。

妹は目に涙を浮かべ「もう助からんのですね」と看護師とぼくを見つめ上げる。「友樹、あんたは？」と妹は五年生のわが子に問う。「おっつあん、えらい（しんどい）けえ、薬で眠るようにしてもええかって。そのまま死んじゃうこともあるんだって。どうする？」。

突然、少年が泣き崩れた。大声で泣きじゃくりだした。セデーションについて小五に意見を求めたのを見たのも初めて、その答えを見たのも初めて。泣き崩れる少年を見たのも初めて。

皆がうーん、とうなずいた。

セデーションは全員一致で延期と決まった。「先生、じゃ、もちっと頑張ってみてや」と父親。「よかったね」と、妹と友樹君が泣きながら手をつないで病室に向かった。

ぼくの考えは一瞬のうちに転覆した、小学五年生の力で。臨床は思いの深さによって舵《かじ》は取られていく。

二つの宿題

二十三日間の入院だった。岩倉星子さん、五十六歳。小柄で、やせて、目だけ輝き、黄疸《おうだん》があるのに、多くは訴えず、遠くにある物を見つめているような人だった。

二十年前のがんの再発。手術、抗がん剤治療、放射線治療のすべてを可能なだけやり終えて、まるで戦い終えた女性兵士のようにして、野の花診療所にたどり着いてくださった。幸い痛みなく、あったのは腫瘍《しゅよう》が腸を圧迫して生じる吐き気。

「宿題があります」と、入院七日目にぼくは病室で言った。

「えっ、宿題？」

岩倉さんには三人の子どもさんがあり、長女は結婚されていたが、長男、次女は独身。

「もし二人が結婚を選ぶ日があるとして、岩倉さんはその時、この世にいますか？」際《きわ》どい質問をぼくは静かに投げかける。「いません」「参加しませんか、結婚式」

「したいけど、できません」

「手紙で、母からの手紙で」

「えっ？」

経験がある。無理強いはすべて失敗する。ぼくは間をあける。「宿題、やってみます」。便箋《びんせん》や封筒を用意した。今なら書ける、いや、今しか書けない、とぼくは考えた。

翌日、便箋はそのまま。その翌日もそのまま。「考えているんですが、難しいですね」。五日後「先生、宿題できました」と封筒を手渡された。大切なその日がきたら、岩倉さんの深い心からの言葉を二人のもとに届けよう、と思った。

黄疸は進み、食べられなくなった。少量の輸液で過ごしてもらった。

クリスマスが近づいた。ぼくは二つ目の宿題を思いついた。病棟のクリスマス会で、岩倉さんファミリーに一曲合唱してもらう。映画「サウンド・オブ・ミュージック」のトラップ一家の「エーデルワイス」のように。

岩倉さんは家族全員に、メールを送る。「やろうよー」と皆から次々に返事。でも、急速に岩倉さんの黄疸は増強、食欲は低下し、病状は悪化、衰弱が進行した。

クリスマス会が始まった。岩倉家の出番。五人勢ぞろいの合唱の予定は四人に変更。岩倉さんはベッドに寝たきりのまま、ラウンジの客席に横たわっていた。曲は長女の結婚式で皆が歌った賛美歌。歌が始まるとすぐに、四人の歌声は聞こえなくなった。「悩み悲しみに沈めるときも」で家族の声は詰まり、涙声に変わった。終わると星子さん拍手、泣きながら拍手。

死が自分の前にあることを人は認知し、許容する。死を前に、人は親しい人に心のこもった言葉を残しうる。放たれた言葉は、死に向かう人、見送る人の間に響き合う力を持ちうる、ということを教えられた。

お別れ会

一月五日の朝、ラウンジでお別れ会をした。「わずか五日間でした」とぼく。「雪の中、遠い所から来てくださり、感謝です」と続けた。

ラウンジの真ん中に横たわるのは、三十五歳の在日の女性、金京南さん。乳がんだった。一年前の発病、急速な進行。塾の講師をしておられた。お別れ会で、司会のぼくはだんなさんに一言を求めた。

「大晦日《おおみそか》なのに入院を引き受けてくれてうれしかった。京南が、総合病院の人工的な白い壁を見ながら死ぬのはいやだと言って、ここに行きたいって言い張って」

やさしい顔のだんなさん、京南さんとは予備校同期。一年間、全力で看病した。元介護士。続けた。「鳥取まで？　って福祉タクシー二社に断られ、三社目の車で無事生きて到着。二人で、やったーと喜びました」と笑って泣き顔になった。

黄疸、腹水、強い呼吸困難。到着時点で死はいつでもありうる状態だった。担当ナースとぼくは、金さんの姿を見てすぐに目標が一致した。「金さんを美人に」。熱いナースたちのケアの力で、金さんは元の美人によみがえった。

金さんは言った。「自殺しよう、そのことだけを考えていました。ここだと、死ぬの、ま、いいかと思えて」。

三十二歳の医者をしている弟さんは、「ほんとに姉が死んだのかと、ただぼうぜんとするばかりです。すごい人でした」と床を見つめた。

在日韓国人として苦労してきた、骨格のしっかりした父親は、「素晴らしい娘でした。朝鮮民族の中でも、こんな娘はいないと思うほどです。わが家の誇り、無念です」。

金さんが亡くなる時、お父さんが病室で、娘に向かって母語で叫び続けた。そのことについて尋ねた。娘よ、おまえは多くの生徒を励まし、勇気を与えた。その姿が私たちに勇気を与えた。そのことを忘れない、ありがとう、と言ったのだという。

職員と家族が花を一輪ずつ、金さんの体の上に置いた。「死なせて、殺して」。一月三日の彼女の言葉を思い出した。

「では」とお父さんが歌い始めた。朝鮮半島で歌われていた、侵略者への抵抗歌の「鳳仙花《ほうせんか》」だった。母語で、低い声で歌った。声が皆の心にしみ込んでいった。

「赤い鳳仙花、お庭に咲いたよ……かわいい娘は爪先《つまさき》染めたよ……鳳仙花、種まけ、遠くへはじけよー」という日本語の歌詞を断片的に思い出した。

歌が終わると、お母さんが、金さん二十歳の時に作った、赤、紫、緑、青の民族衣装を金さんの体の上に置いた。皆がチョゴリに覆《おお》われた静かな若い命を、もう一度見つめた。

天寿がん

2号室にトク子さんが入院した。大好きなおばあさん。どこが好きって、人柄、人生そのもの。九十四歳。

診療所がスタートしたころ、腰椎《ようつい》圧迫骨折で入院してくれたことがある。一人暮らしだった。「ここは天国、日本一」と言ってたのに、市内のケアハウスに移って往診に行ったら「どなたさんでしょう」って。揚げ句に「ここが日本一」って。ダブルショックだった。

五年がたって、車椅子《くるまいす》暮らしから寝たきりになって、受けた健康診断で膵臓がんが見つかった。黄疸が出て、市民病院で治療のチューブを総胆管に入れてもらって、人生の最後をと、ぼくらの診療所に移ってきた。「ここどこ?」「……」「先生の名は?」「……」

トク子さんは、天寿がんだと思った。がんというと誰もが暗い響きを覚える。でも「天寿」がくっつくと、暗さが消える。トク子さんには暗さはいらない。天寿を大きく、がんを小さく呼んでみる。「天寿がん」

ぼくがトク子さんを好きな理由のもう一つに、俳句がある。トク子さんは昔からノートに俳句を書きつづっていた。生活俳句。生活苦を苦とせず句にしてきた。

派出婦として汽車にあり去年今年《こぞことし》

トク子さん、派出婦として長く働いた。列車で山陰の各地を移動した。病む人のそばで手助けして生きてきた。その人生に共感を覚える。今、天寿がんで診療所のベッドに横になる。ぼくらはどんな手助けを元派出婦さんにしてあげられるだろう。そうだ、2号室の壁をトク子さんの句で飾ろうと思った。五日後、薄桃色と薄黄色の和紙を背景に、薄墨色で縦に書かれた俳句がずららと並んだ。トク子さん、句に囲まれた。

花も見ず旅へもいでず付添婦
正月の小さん落語にくつろぎて
山ろくに棲《す》み梟《ふくろう》の声近し
蕗《ふき》のとうきざみ病後の汁うまし

耳元で一句一句読み上げる。「ひとり寝はのんき寝ござの肌ざわり」「年用意老後の独居悲しまず」。寝てたトク子さんが目をあけ始める。「うん」とうなずく。「そうだ」と反応する。昔がよみがえっている。「誰の句?」「私」。ぼくの一番好きな句を読んだ。「冬夕焼け一人前なる」、そこでトク子さん、「刺し身買う」とつぶやいた。梟の声がするアパートの近くに魚屋さんがあった。冬、仕事が終わって疲れ直しに、張り込んで刺し身を買った日の句だと思う。昔の自作の句が自分を支えている。まどろむ現実を生きるトク子さんの天寿までを見守りたい。

息抜き、失敗

いつ患者さんが亡《な》くなるか知れない。二十四時間、三百六十五日、スイッチオンの生活だ。「どこで息抜きされるんですか?」と聞かれることがある。人生に息抜き大切、生活にも。どこなんだろう、と考える。

病棟の廊下を歩きながらオナラしている時か、往診に出かけ、車窓から田んぼや山や空の雲を眺めている時か。これではいかん、本格的に息抜きせねばならぬ、と思う。峠を越えた村の、縁側がある農家で最期《さいご》まで過ごした七十五歳の男性がいた。一月の初七日の日曜日、奥さんにねぎらいの言葉をかけに行った。

その帰り、峠を下りた所のひなびた温泉街の公衆浴場に寄ってみた。そこはお湯が熱いので有名。公衆浴場のお湯は、きれいな源泉の流しっ放しだ。入浴料二百円も安い。さあ、息抜きだあ。

二百円を払おうとするのに、いつもいる受付のおじさんがいない。カウンターに百円硬貨二枚置いて、男湯のサッシ戸を開けようとすると、女湯の方が慌《あわ》ただしい。誰かが倒れているようだ。男の姿が女の脱衣場に見えた。受付のおじさんだ。「救急車呼ぼうか」とか言っている。

「どうしました」と言って、初めて女湯に入った。「フーッとなって」と倒れた女性は裸のままで言う。しゃべれる、意識はある、脈は触れる。「握って」と手を出すと、左右ともに力は入る。周りの人たちは、何者だろうといぶかしげに見ている。ぼくは車に戻って白衣と往診かばんを取ってきた。白衣姿を見て、「あっ、お医者さんだ」と周りの反応は一瞬のうちに変わった。

血圧はいいが、血中の酸素濃度が低い。聴診器で呼吸音を聞いた。湯煙の中で聞くのは初めて。左は正常、右を聞こうとすると、別の男性が入ってきた。「長湯はいかんと言っただろ」と怒っている。倒れた女性のご主人だった。

「あっ、この先生知っとる」と後ろから声がした。声が静まって、ようやく右の呼吸音が聞こえた。弱い。肺炎か他の病気が隠れているかも知れない。「救急車呼びましょう」と言うと、受付のおじさん、手配済みだった。「落ち着きました」と女性。「いや、病院に行こう」と周りの人たち。救急車は女性夫婦を市内の病院へ運んだ。ぼくは受付のおじさんに「お金、次の時の分に」と言うと「次はおごります」って。夕方、病院の担当医に電話をかけた。「到着時、既に元気で、CTは正常で、帰っていかれました」。ちょっとガクッ。でも、湯あたりの病態生理について考えさせられた。

息抜き、またも失敗也《なり》。

「ハイ」を使い分ける

明君が亡くなった。四十二歳。生まれてから脳性まひで、ずーっと寝たきり。施設で過ごしてきた。お母さんが宝物のようにして育ててきた。

慢性の、抗生剤が効きにくい肺炎だった。この日の来ることは、皆が覚悟はしていたが、亡くなると、皆の心にポッカリ穴があいてしまった。

どうしてあんなに、皆に好かれたのか。ぼくは思う。言葉の少なさだったのではないか。人に指図しない、人をしからない。彼が口にするのはたったの一語、「ハイ」。朝、呼ばれて病室へ行く。明君、天井を斜めににらんでいる。「頭、痛い?」「……」「熱、出た?」「……」「けいれんですか?」「ハイ」抗けいれん薬を打つとすぐにおさまった、てな具合。別の日、ナースが「様子が変」と駆けつけた。「寒いですか?」「……」「けいれんですか?」「……」「便ですか?」「ハイ」。摘便でドッサリ、てな具合。

お母さんは明君と同体。すべてが分かる。夕方、明君がゴソゴソ。「水戸黄門かあ?」「ハイ」。衛星放送で大リーグ中継があると、明君ゴソゴソ。「イチローかあ?」「ハイ」ってな具合。

「ハイ」は均質ではなかった。お母さんが「みのもんた、五分見せて」と言うと、低音でいやいや「ハーイー」。夏、汗をかいて、ナース二人が明君のケアをしながら、「こんな日はビールがいいね」と内証話してると、横から大声で「ハイッー」。それで知った、「ハイ」の五段階。「ハイッー」「ハイッ」「ハイ」「ハーイ」「ハーイー」。「ノー」さえも、「ハーイー」と超低音で発声する。

明君にぼくは聞いた。「世界で一番好きなのはお母さんですか?」「ハイッー」。「二番目はお父さんですか?」「ハーイ」。「三番目は担当の長井看護師さんですか?」「ハイッ」。そこでお母さんが聞いた。「明君、四番は先生かあ?」「ハーイー」。「先生は百番ですか?」「ハイッー」。ガクッ。

亡くなって四カ月がたったころに、お母さんは仏間で話してくださる。「今も明と話します。買い物行ってくるで、ただいまっ、て」「五歳の時、初めてハイって言いました」。一歳違いのお兄ちゃんが小学生の時、弟を見て「『かあさん、明、人間かあ』って聞いた時は困りました。でも横に寝てくれて」と話す。

「この子、味見が好きで、ゴーヤチャンプルや焼き飯作る時、味見してもらうです。『おいしいか?』って聞くと、『ハイッ』って。母子の楽しみでした」

一語だけの人生の広がりをしみじみと知らされる。

野の花ポスト

一年に一回、コブシの花が咲くころ、「野の花学会」を開く。職員による創意工夫の発表会。事前にぼくは職員と打ち合わせる。

「野の花ポスト、ってどうでしょう」と一人の看護師さん。

提案理由の第一。入院患者さんで、ご主人にはがきを書きつづった人があった。思い出と感謝が書かれていた。職員が街のポストに入れた。亡くなったあとも、ご主人ははがきを大切にし、うれしそうだった。口では言えないことがある。はがきには書ける。病棟にポストがあったら、自分で自分の気持ちを投函《とうかん》できる。子や孫から返事が来て、退屈になりやすい日々に、楽しみが生まれそう。

提案理由の第二。亡くなっていかれる患者さんが、一年後にと、家族あての手紙を書かれることがある。中には未婚の娘や息子の結婚式の日にと、祝福の言葉を書かれることもある。今までは看護師が受け取り、カルテの後ろポケットに保管していた。患者さん自身が開封日指定の手紙を、ポストに投函できたらどんなにいいだろう。そんなポストがあることが知れわたったら、私も、と思って何か書いて投函する人が増えるかもしれない。

ぼくは思い出した。「私が死んで一年がたったら、これを家族に送って」と言われ、一年後に郵送したことを。返事はすぐに来た。「皆で号泣しました。妻が今も生きているのではと思いました」と、教師であるご主人が書いて送ってくださった。死の悲しみが家族の中に残り続けていることを知らされたし、死にゆく人が放つ一言の大切さを教えられた。一言がないと、残された人は寂しい。

別れの言葉は、死をぐっていく人にとっても、この世に残っていく人にとっても宝物。その言葉は、その人が書いた字の方がいい。字体も文体もその人自身だから。

ぼくは第三の提案理由を思いついた。第一と第二の提案理由だと、人数が限られる。ポストは寂しかろう。がんで困惑している人の疼痛《とうつう》コントロール、在宅ホスピス、死のこと、死後のこと、心の悩みなどの質問を「野の花ポスト様」宛《あて》に書いてもらう。郵便物はいったん野の花ポストに入る。それを取り出し、スタッフで分担し、一緒に悩み、返事する。

第一の郵便物には新しい切手が貼《は》ってある。第二には何も貼ってない。第三の多様な質問には切手に診療所オリジナルの「ののはな」スタンプが押してある。三種類の郵便物が同じポストに一緒に入る。

二階のエレベーター出入り口向かって左に、昔の赤い丸型ポストを置きたい。高さ百二十センチ、直径四十センチ。そんなポスト、どっかにないだろうか。

うれしい小包

バレンタインの日、ニュージーランドから小包が届いた。送り主は亡くなった患者さんの娘さんの萌さん。「九千キロメートルも離れているのに、父の死を身近に感じられたこと、感謝します」

亡くなったのは竹島仁吉さん、七十七歳で膵《すい》がん。「昔は板前で男前。今じゃ、ただの病人ですわ」と笑った人。萌さんは仁吉さんの看病を正月の三日まで野の花診療所でして、嫁ぎ先のニュージーランドへ帰っていった。担当ナースがメールで仁吉さんの顔写真や様子をこまめに送っていた。身近とはそのこと。

死の時、家族がそばにいるというのは難しい時代となった。長女の萌さんは教員で外国、長男は医者で栃木、次男は会社員で大阪。鳥取には誰もいない？ いや、奥さんが鳥取にいた。「看病に付いてもらえませんか？」と、黄疸《おうだん》が進んだころにナースが電話すると「私、主人より年上なんです。私、病院嫌いです。死も嫌いで、私の方が病気になりそう」。

そんなわけで、仁吉さん、病室にポツンと一人だった。家族に囲まれてなんて、だれにとっても夢の夢。そんな時代がもうやってきている。

仁吉さん、便意催し、ナースコールを押す。やってきたナースに「おー、よう来てくれたー」。その人柄で人気があった。一人なのに病室に温かさがあった。

病状が進行。奥さんを呼ぶことになった。「あさってなら行きます」あさってになった。奥さん、病棟に来た。凛《りん》とした感じ。「あら、病院らしくないですねえ。家庭的で落ち着きます。ここなら、私、泊まります」よかった。奥さん、気に入ってくれた。別室で「主人、あとどれくらい？」「長くて……」とぼくは指を一本立てた。「一年？」「いえ、一週間」「ですよねえ～」

入院二十日目、仁吉さん昏睡《こんすい》となった。栃木の長男、大阪の次男が車で帰ってきた。静かな下顎《かがく》呼吸。好きだった冷酒でお別れしてもらった。奥さんが言う。「いい顔ですね。死ってこんなものですか。いいですねえ。私、死、怖くなりました。皆さん、ありがとう」

ニュージーランドからの小包は死の一カ月後に届いた。萌さんの手紙はこう続いていた。

「父が生きていたら、何ぞうまいもん、皆に送ったれって言うでしょう。こちらで安くてうまいと言えば羊です。羊一頭を送りたいのですが、送料が高いのでやめます。代わりにチョコと縫いぐるみの羊一頭を。鳥取は雪ですか？ 皆さん体に気をつけて。世界は野の花診療所を必要としてますから！」

参った！ と思った。うれしかった。何がということはない、全体が。大げさな世界、がうれしかった。

パタパタ

夕暮れ、パタパタと廊下を急ぐ音がする。スリッパの音量とリズムから、前かがみ歩行の春さんだ、と分かる。

「死にました。春信、死にました」

そう言って詰め所に入り、カウンターの下に寝ころぶ。ここは、知る人ぞ知る、入院患者さんの人気スポット。動物のねぐらみたい。「はーい」と看護師さんが慌《あわ》てもせず、簡易寝床を用意する。

人気の秘密は何だろう。カウンターの上に電話があって、電話の音や職員の話し声でホッとする、社会の風が流れ込む、のだろうか。看護師さんが出入りして、人の気配が心を落ち着かせる、のだろうか。しばらくすると、春さんの寝息が聞こえてくる。

春さんは昔、峠を越えた町にある、ごんぼ神社の神主さんだった。心の病気を患《わずら》って、精神科病院に長年入院していた。そこで進行した前立腺《ぜんりつせん》がんを発見された。

パタパタ、「何もすることがないです。死にたいです」とカウンター下に巣ごもる。

「あれ、死んだんじゃなかった？」と思うのは意地悪なぼく。しばらくすると寝息。

春さん、家族に迷惑かけたくないと、人一倍思ってきた。家族も苦慮されていた。

そんなころ、ごぼうの収穫祭があった。家族が春さんを迎えに来た。久しぶりの帰省。

「よかった、家はいい」と春さん。晴れ晴れとしたいい顔で戻ってきた。家族の顔も。

おみやげにと、ひとかかえのごぼうの束をくれた。患者さんと当直ナースの夜の食卓にのぼった。

その後も、パタパタは続いた。「わし、死ぬだろうか」。パタパタ、「こんなことで死にたかぁなかった」。

直球の心の言葉を受け止めるのは難しい。看護師さんは「そんなこと言わずに」とか「そんなお気持ちなんですね」と上手に受け止める。「春信さん、いい人」と看護師さんたち。日々接して、別の言葉たちをちゃんとカルテに記してくれていた。

「ここには苦しい人ようけおられるのに、わし一人、苦しい言ってすんません」「冷たいジュースよりあったかい愛情です」「マッサージさんの手、あったかい」「みんな、やさしいなー」「世話になりますなあ」

病状は進行。なのに夕暮れになると、弱いパタパタが響いた。「わし、死んだでしょうや」

パタパタ、「死なせてください」、寝息。

パタパタ、「死ねれん、死ねれん」。パタパタ、「死んだ、春信、死んだです」。春さんが口にした「死ぬ」は五段活用のように展開していった。

他界後一年半、あのパタパタが、今、耳の遠くで響く。

とんがる心

三月の日曜日、神戸に向かった。診療所を離れることは至難の業なので、講演を引き受けることもめったにない。この日は受けた。依頼者が「こころのケアセンター」だったから。題は「まあるいこころ、とんがったこころ」とした。なかなかいい題だと自分で思った。題はいいが、内容は？　いつものこと、内容は車中で考える。枕《まくら》はどうしよう。枕って、話し始めの話題のこと。迷う。

「高校生の娘が『私、お母さんくらい殺せる』って言ったんです。壁はへこますし、窓ガラスは割る。別居中の夫に預かってもらいました」

と先日の外来で言った母親の言葉が浮かんだ。「ほんとはいい子なんです。フルートを吹くし、本も大好きで」

別の日に外来に来た二十代の女性の言葉も浮かんだ。「死ニタイ。シゴトナイシ。スイミンヤク、ゼンブノンダ。死ネナイ。死ニタイ」。横に立ってるお母さんの顔が暗く沈んだ。

心はとんがる。とんがった心に立ち会うと、立ち会った人の心もとんがる。立ち会う人がいないと、きっと心はとんがったまま。人がいると、とんがりは変化する。

思い出す。小学五年生の時、伯父を刺したことを。お酒飲んで「金出せえ」と毎週やってくる伯父が怖くて思わず刺し「小五伯父を殺す！」と新聞にデカデカ出てしまった。悪い人だけど、殺すほど悪い人じゃなかった、と思ったところで目が覚めた。夢だった。その時、ぼくの心はとんがっていた。誰の心にも「とんがる」はある。

人は病気になる。病人も家族も心はとんがる。人は死に直面する。心はとんがる。でも臨床で学んだことは、病気になったり、死に直面したりしているのに、まあるい心に変わっていく人の群れがあるということだった。いろんな力によって。そのことを話の中心にしよう。いやいや、まあるい心の方がとんがった心より上だとか優れているとか、誰もがまあるい心になるべし、と言いたいのではない。不思議な力を、人間誰もが秘めてるよ、って言いたい。「まる」だって、満月のまる、ラグビーボールのまる、風に吹かれ破裂寸前のしゃぼん玉のようなまる、いろいろある。

言えることは、心はとんがったり、いろんな形のまるになったりして生きてるってことだ。ぼくらは形を変える生き物みたいな心に乗って、いろんな世界を旅させてもらう。

神戸が近づいた。講演の落ちが決まらない。ぼくはあせる。こころはとんがる。改札口に小柄でまあるい女性が待ってた。ちょっとホッ。まあ、なんとかなるか。会場に向かった。

豆電球

三月の啓蟄《けいちつ》のころの土曜日、「生田さんとこ、電話がかからんわ」と、一緒に働いている女医さんが言う。採血検査の結果が返ってきて、異常値がいくつもあり、すぐに診療所に来てほしいのに、と心配顔だ。生田さんは六十代の男性。

その土曜日の夜九時、10号室の子宮がん末期の女性が下顎呼吸になった。「一両日の間に旅立たれることもあるかもしれません」と家族に説明して、一階の診察室に下りた。机の上には各種書類が積んであった。診療報酬明細書も市民健診の書類もある。医師が書く書類の多さには音を上げそうになる。病院勤務医も忙しいが、有床診療所の医者も何かと忙しい。

夜十時、書類を書いていると「もうダメかもしれない」と訪問看護師が走ってきた。「在宅のミヤばあさん、高カロリー輸液の接続部はずれて逆血して詰まって、抜かなきゃダメかも」

ダメなのは命じゃなく、点滴ラインのことでよかった。

湖山池のそば、車で十五分のミヤさんの家に縫合セットを用意して直行した。生理食塩水を「エイッ」と注入すると点滴ラインは開通し、大事にならずに済んだ。診療所でナースを降ろしたあと、あの生田さんの家に行くことにした。

平屋の木造の一戸建てが並ぶ一角に彼の住まいはあった。新聞受けに新聞があった。「しまった」と思った。女医さんの心配が的中し、家の中で彼が、と不吉な予感がした。玄関の戸は固く閉まっている。ドンドンと居間の窓をたたいて大声で呼んでみた。返事はない。豆電球の明かりが見えた。もう一度たたいて呼んでみた。「ハーイ」と低くかすれた声がした。人がいる、生きてる。

「先生ですか、よかった。腰が痛くて痛くて」

「血液検査が悪くて、女医さんが何回も電話したらしいよ」

「十五回、かかりました。全然動けれんで、取れませんでした」

とにかく中へ入らねばならない。窓を何とか開け、「エイヤッ」とジャンプして居間に飛び込んだ。生田さん、何も食べず、水も飲まず、脱水状態。下着も布団《ふとん》も汚れていた。救急車を呼んだ。必要な下着とパジャマとタオルを箪笥《たんす》から調達して、大きな紙袋に詰め込んだ。

救急車はすぐ来た。近所の人たちも出てきた。年季の入った玄関の戸をやっとのことで閉め、診療所へ急いだ。

病室とCTを女医さんが用意していた。到着と同時に「よいしょっ」と、重い生田さんを台に移し、CTを撮った。「あっ」と女医さん。肝臓に大きな病巣が写し出された。時計は深夜の零時を回っていた。

鳥取のさくら

2号室に入院があった。京都在住の六十七歳の男性で、直腸がんの骨盤腔内《こつばんくうない》再発のため、電撃痛が両下肢を走る。鳥取は生まれ故郷。知人、友人もいる。どうせなら、故郷で最期《さいご》の日々を過ごそうとやってきた。

暖かくなった三月中旬の日曜日、2号室のドアを開けてびっくりした。床から点滴台の高さまである見事な枝に桜が咲いていた。受け持ちナースが近所の家の彼岸桜の枝をもらって近所の人と一緒に抱えて持ち込んだ。「こんな時に限って私、燃えちゃうんですよ」と受け持ちナース。

病室のあでやかな桜を見て思い出した。十五年前、同僚のM内科医が肝がんになり、最期を自分の担当病棟の一室で過ごしている時だった。「先生、桜の枝、調達願えませんか?」と病棟婦長がぼくに言った。「M先生に病室で花見をしていただきたいので」

ぼくにできるのはそれぐらいだと思って、夜、桜の枝を探しに行った。

鳥取砂丘に向かう裏道、トンネルを出た所に人目につかない桜並木があった。同僚の命がかかってるんだ、一本頼む、と桜に言って枝を折ろうとすると、車のヘッドライトが桜を照らした。やばい、と伏せた。車が通り過ぎ、やり直そうとすると、「桜折(切)るばか、梅折(切)らぬばか」というせりふが頭に浮かんだ。桜は、折るな、折るなと抵抗した。何とか二枝を譲り受け、病室に運んだ。外では小さく見えたが病室では立派だった。「先生、すごい!」と婦長に初めて褒められた。

Mドクターは消化器専門医で人望があった。自分が自分に当てた超音波検査でがんを発見した。その日、彼が終日口にしたのは、「情けなくって」の一語。彼の息子は、彼の遺志を受けて医学部に進み、いま六年生。ドクターMの笑顔が浮かぶ。

日本人の多くは、桜が好きだ。はかなさ、だろうか。「散る桜　残る桜も　散る桜」、良寛のこの句も人気がある。ぼくは二〇〇六年に亡《な》くなった詩人の茨木《いばらき》のり子さんの

「ことしも生きて／さくらを見ています」で始まる「さくら」が好きだ。最後は「さくらふぶきの下を　ふららと歩けば／一瞬／名僧のごとくにわかるのです／死こそ常態／生はいとしき蜃気楼《しんきろう》と」。

死こそ常態という一行に心打たれる。

あくる日、2号室に入ってみた。男性は満開になった桜を見ていた。「工業高校の近くのしだれ桜や城跡の桜、桜土手の桜も見たいですね」と、少し穏やかな顔だった。

分かりますかあ

六十八歳の胃がん末期の山中健さんが入院となった。胸腹水貯留し、著しくやせ、血小板減少著明、全身の点状出血。「早い」と判断する。

がんの末期の患者さんが、他の病院から紹介され入院となって一週間で亡くなるということがある。せめて一カ月の交流があればと悔やむが、事情はあり、涙をのむ。

こんなときは、サッカーグラウンドにボールが投げ込まれた場合を想像する。次々に押し寄せる敵をかわし、仲間にパスし走り抜け、ボールをゴールに送り届ける。途中で一服したり、明日に延期、なんて言ってのんびりするわけにはいかない。患者さんのこの世の時間はもうほとんどない。

「先生、山中さんからしたいこと、してほしいことを聞いてきました」と受け持ちナース。一番は入れ歯を調整してほしい、二番は家に帰って愛犬のノロノロに会いたい、三番は風呂《ふろ》に入ってみたい、だった。

急げ。知り合いの歯科医にすぐ電話した。夜には来て診るとのこと。その日のうちに、中心静脈栄養のラインを挿入した。漢方薬混じりのうがい液と褥瘡《じょくそう》処置で、痛む体に対応した。

「ここは、ただ死を待つだけなのかと思ったら、違うんですね」と二人娘の姉。誤解、誤解。手術と放射線治療はできないが、大抵のことはできる。入院二日目に車椅子《くるまいす》で屋上散歩。そのあと胸水穿刺《せんし》。三日目にお風呂に入ってもらった。ビワの葉湯。「いい湯でした」だった。自慢のひげは剃《そ》らず。

山中さんは十五年前に妻と別居。以後娘さん二人との三人暮らし。「早い」と判断した時は、家族にも早く向き合う。以前は、死の前に別れた夫婦が和解し手を握るみたいなことを良しとしたが、今はそんなことは大きなお世話、ととらわれない。四日目、血小板補給。受け持ちナース、家を下見に。五日目、ノロノロが病室にやってきた。主人の顔をなめ回した。「ワーン」が病棟中に響いた。山中さん、いい笑顔だった。六日目、血圧が下がり始めた。病室には、姉娘一人しかいない。「妹は今、母を迎えに。もうすぐです」

最後の呼吸になろうとした時、病室の戸が開いた。「あなた、幸枝です。分かる？　分かりますかあ？」

何だかじーんときた。人の気持ちの当てにならなさ。人の心の変幻自在さ。姉妹二人だけでなく三人で見守った分、病室が温かかった。

たった六日のサッカーグラウンド・ランニング。

百八十歳の漂流

超高齢化社会、いよいよ到来。老老介護は防波堤を越える高波で決壊寸前ではないか。

「先生、ケアマネージャーさんから電話がありました」と受付の上川さん。一カ月前、県外から鳥取に逃げるようにしてきた九十二歳の男性と八十八歳の女性。男性のほうが昨日から立てず、トイレも行けず、水も飲めない、往診で点滴をお願いできないか、と相談があったとのこと。住まいは地図で見ると診療所の近くだ。往診に行った。

アパートのドアを開け、部屋に入った。老夫婦が二列に寝ていた。家具調度品は何もない。あるのは段ボール箱。パジャマもタオルも、紙オムツも何もかも散乱。

「どうされました?」と聞いてみた。「はあ?」「どうされましたかあ?」「きのう這《は》えたのに、這えん」と男性。女性は乱れ髪、布団をかぶる。

「徳島から来られたそうです」とケアマネ。ドアが開いて、アパート管理会社の女性従業員が入ってきた。「コンビニでおかかと昆布おにぎり、飲み物買って置いときました」

「徳島の息子さんに連絡とっていいですか」とケアマネ。

「ならん! あいつとは絶縁だ。二人だけで生きていく」と男性。「奥さん、それでいいですかあ?」と従業員。「だめだめ。家内に聞いても、認知症ですから」

老人難民が今まさに鳥取に漂着という感じだ。医者としては、診断を急がねばならない。診療所に電話し、車と担架と人手を手配し、ぼくは採血だけして診療所に戻った。十分後、男性はCT室に運ばれた。肺と腹部と脳のCTを撮った。肺に手拳《しゅけん》大の腫瘤《しゅりゅう》、脳に転移が疑われる陰影があった。あーあ、でもすべてがありうることごとだ。

男性にすべてを語ろうと決めた。二人がどう生きるか、男性の意志によるしかない。夜、アパートへ戻った男性を訪ねた。肺がんです、脳にも、だから立てなくなった、病院か在宅か、どうしましょう。

「ここがいい。これと別々はだめだ」

「ええ」と答えて帰ろうとすると、「お医者さんはどうするかな」と彼。「えっ？あのー、私が医者です」「いや、これはこれは」と男性は笑った。ぼくも笑った。「ハハ」と奥さんも笑った。

「で、病気、何でした？」とぼくは聞き直す。

「がんでしょ」

「何がん？」とぼく。

「確かこのあたり」と男性、下腹を指す。「誰が？」と奥さん。

確かさと不確かさが入り交じる。超高齢化社会、誰が、どう迎え撃つのか。

月曜のラウンジ

桜が散り始めた四月上旬の月曜日の夕方。

ぼくは病室で、脳転移のある肺がん末期の患者さんの気管内の痰《たん》を吸引していた。「やめんかい！」と患者さん、大声。夜勤の桑野ナースが両腕を押える。終わった。「バカ者！」。怒りは続く。「頑張ったよ、私の顔、つねっていいよ」。患者さん、そうっとナースのほおをつまんだ。

病室を出ると、ラウンジの方からピアノ曲が流れてきた。シューマンの「トロイメライ」。足はラウンジに向かった。ボランティアさんがいた。一人はコーヒーを用意して、一人がピアノを弾いていた。静かな空間。

月曜日は何かと忙しい。この日も朝八時、直腸がんの七十五歳の男性が他界された。午後に二人の入院。医療や看護は肉体労働で、知的労働で、精神労働で、かつ感情労働。そんなことは百も承知。覚悟し、喜んで、その世界に入っているので愚痴はないが、疲労は生まれる。そこで「トロイメライ」だ。救われる。

「コーヒー、三分の一」と注文する。「そうだ、大町ドクターにも声を掛けよう」と思う。この日から一緒に働き始めてくれた医者。「CDかなと思ったら、生なんですね、いいですね」

鳥取人は恥ずかしがり屋さんなので、患者さんたちは皆、部屋にいる。客人はなくても、コーヒーとピアノ曲を用意するボランティアさんは立派。入院中の吉谷さんの奥さんがやってきた。「いい曲ですね。主人はベッドで聞くといってます」。ピアノは「浜辺の歌」に変わった。「彼女、初孫にかぶと人形を買ってあげて喜んでるんです」とボランティアさんが奏者の解説をする。「うれしいですね」と奥さん。

曲が変わった。初めて聞くピアノ曲。唱歌でもクラシックでもジャズでもない。虚無的でアナーキーで暗く、なのに優しい曲。「何ですか?」と訊《き》いてみた。「サティの『グノシェンヌ』です。フランス映画『鬼火』に出てくる曲なんだそうです」

ナースからリクエストされ、楽譜を買い求め、目下練習中とのこと。いい曲だ。ナースって誰だろう? 「あっ、この方です」と二人のボランティアさん、ラウンジに姿を見せた桑野ナースを指さす。うれしそうに「ありがとうございます」と桑野さん。

映画にはアルコール依存症の男が主人公として登場するらしい。桑野ナースの心象がこの曲の向こうに浮かぶ。

ピアノ曲が流れ、人々が自然に登場し、言葉が交わされる。さりげない、月曜の穏やかなラウンジ。

ピッコロの言葉

鳥取赤十字病院で勤務医として忙しく働いていたころ、五十メートルほど離れた喫茶店によくランチを食べに行った。「いらっしゃい」。大好きな上品なおばさんだった。戦場のような病院とのどかな喫茶店。同じ日本かあ、と思った。一瞬の平和を求めて通った。

二十年がたった。おばさんは老い、病み、県外の娘さんの所へ引っ越し、そして亡くなった。あの懐《なつ》かしさに感謝を込め、同じ名の店を同じ所に建て直させてもらった。鳥取市の準メーンストリート、「ピッコロ」という名のミニレストラン。

ピッコロは一人暮らし、二人暮らしの人たちの弁当配達もする国民食堂を目指している。老いても病んでも町で一人で暮らせるように。

第二水曜の午後、ピッコロの二階は一変し、「小さななずな会」の会場となる。大切な家族を亡くした人が思いを語り合い、また黙す場。

きっかけは、ある会場での「遺族ケアの場が鳥取にはない」という挙手発言だった。発言した人は五十四歳の小児科医。奥さんを四十七歳でがんで亡くされていた。

一回目は一昨年の八月。「悲しいのか寂しいのか、怒りに近い嘆き、っていうのか」と小児科医。その後、毎回七、八人が集まる。息子を殺された母の怒り、急病死で一言も残さずに亡くなった夫への怒り、自死した身内を持つ家族の悲しみ。皆が黙する。

「なんだか分かりません。悲しいのかさえ、今も」と、がんで夫を亡くした小柄な女性。一人一人、皆違う。

「雪の日、振り返ると妻がいたんです。庭です。キラッと光って」と三回目の会で小児科医。「もう一度振り返ると、妻、消えてました」

どうしたら死別の悲しみを超えられるか。

「がんばろう」「くよくよせずに外に出ようよ」「大丈夫、私の夫の方が若く死んだよ」など、どんな励ましも支えにならず、逆に傷にさえなる。

「風呂には入れません。街の銭湯に行きます」と、ある婦人。「いつもいっしょでしたから」

「最近、少し太りました。女って、薄情だなって」と、あの小柄な女性、五回目の会で。

会は一時間で終わる。短いが、放たれた言葉は長く心に残る。特別な言葉はない。日常語ばかり。悲しみを抱えた人が話すと、生まれたての言葉のようになって、唇から放たれる。受精卵が孵化《ふか》するように。

「心の穴は埋めようにも埋まらない。心に穴を持ったまま生きていこうって思います」

六回目の会の小児科医の言葉。

アンラーン

現代はマニュアル先行の超管理社会だ。世話になることも多いので、むげな言い方はできないが、本当に大切なことはそこにはない。

最近心に残った二つの文章がある。一つは作家の重松清《しげまつきよし》さんの文、もう一つは哲学者の鶴見俊輔《つるみしゅんすけ》さんの文。

重松さんの文は「育てる」という題。中学二年の息子を持つ父親が、言うことを聞かない息子に手を上げた。息子は「文句ばっかり言うな！　俺、生まれて初めて中学生やってるんだー」と抵抗した。へ理屈にあぜんとした父親は言い返す。「うるさーい、父さんだって中学生を育てるの、生まれて初めてなんだ！」。息子はキョトンとし、間があき、二人は思わず笑いだすという話。

重松さんはこうまとめる。「育てると言う時、僕たちは自分をゴールに置いて、子供たちが正しい道を進んでゴールに到着するのを導くことを育てると思っていないか。ではなく、育つ側も育てる側も生まれて初めての日々を生き、試行錯誤しながらゴールをつくっていくのが育てるではないだろうか」と。

ぼくら医療者も、死というゴールを決め、そこに正しく導こうとしてはいないかと指摘された気がして、ドキンとした。

鶴見さんは「アンラーン」という言葉を記していた。若いころを米国で過ごした鶴見さんは、あのヘレン・ケラーに会い、彼女が「学校で多くを学んだが、その後、たくさんのことを学びほぐさねばならなかった」と語ったのを覚えていた。

学び（ラーン）、のちに学びほぐす（アンラーン＝unlearn）。アンが付くので、ぼくは反対語かと思ったが、違っていた。

鶴見さんは、アンラーンという言葉を聞いて、セーターを編み、ほどいて糸にし、その人の体に合わせて編み直す光景を思い浮かべたそうだ。

「アンラーン」も大切な言葉として心に残った。死を迎える人、その家族に、ぼくたちは一律の考えや対応を押し付けてはいないか。学んだ知識や技術や経験をもう一度糸に戻し、目の前の患者さんの身と心に合わせ、編み直していかなくてはならないのではないか、と考えさせられた。

「育てる」も「アンラーン」も反マニュアルの世界の豊かな広がりを語る。ぼくたちは、互いに流れる地下水のような親しい水脈を糸にして、一枚しかないその人のセーターを編む仕事に楽しさと生きがいを見いだし続けていきたい。医療者でない二人の人から、大切なことを教わった。

オシメの東さん

郡部の病院の女医さんから電話があった。

「筋萎縮性側索硬化症《きんいしゅくせいそくさくこうかしょう》（ＡＬＳ）の患者さんで、呼吸器も胃瘻《いろう》（胃に直接栄養補給）も拒否されていて、お酒飲みながら死にたいっておっしゃるんです。いいでしょうか」

「どうぞ」と答えた。東友二さん、八十二歳。言葉は不自由だが、食べられる。左手は弱いが、右手の力は十分ある。

受け持ちナースの司会で、病室で人生を聞かせてもらった。「ワタクシハ、ケンキヨウノムラニ、ウマレマシタ」。所々聞き取りにくかったが、だいたいは分かった。

戦時中、軍隊で殴られたし、多くの親友が死んだ。戦争はよくないが、日本男児としての信念を教えられた。いい人間は全部戦争で死んだ。これからの日本、心配だ。誇りは、戦後、電電公社で誠心誠意働き、いい部下に恵まれたこと、と笑った。死は覚悟できている、延命の必要なし、で会は終わった。確固たる意思を持った日本男児、だった。

夕食時の水割りウイスキーが唯一《ゆいいつ》の楽しみ。月日が経《た》って、病状は進行し、一人でベッドサイドトイレに立てなくなった。町の桜が終わったころ、県境の町の川沿いの桜並木が見ごろを迎える。

「イエハイイ、デモ、サクラニワカレヲ」

助手の竹田さんと車で県境の町へ走った。東さん、ポケットサイズのウイスキーをちびちび飲みながら、長い桜のトンネルを走り、別れをした。

病状はさらに進行した。体は一層動きにくくなった。「ソロソロサイゴニ」と真剣な顔で訴えた。ぼくも真剣な顔。

四月下旬の夜中、ナースコールが鳴る。当直ナースが尿器で採尿すると「オシメノヒト、ナンニン？　ジブンデタベレンヒト、ナンニン？」と東さん。「なんでそんなこと聞く？」と当直ナースは返した。

自分でおしっこの始末もできず、自分で食べられず、すべて人の世話になるのはプライドが許さん、死にたい、と東さんは答えた。ナースは優しい声で言った。

「東さんのプライドも大切にしたいけど、家族や私たちにとって、オシメした東さんでも一日でも長く生きてほしい」

東さん、突然泣きだした。「アリガトウ、イエニカエッテミタイ」

翌朝の申し送りでこの話を知った。医者のぼくの前では起こり得ない出来事。

意思は変わる。確固とした意思さえ変わる。考えてみた。おそらく「本人の意思」は自分の所有物と考えやすいが、本来、他に帰属する部分が多い、のではないか。

おかえり

小学校入学前から、定年までの約六十年間、一日が「いってきます」で始まる人は多い。授業が終わり、仕事が終わり、「ただいま」で家の戸をくぐると、「おかえり」の声が返ってくる。わざわざ取り上げることもない平凡な日常のひとこま。

平凡な日常はいつまでもは続かない。事故、事件、病気、災害、離別、一人暮らし、老いなどで三つの掛け声は消える。経験者は、それらの声は生活の宝物であることをしみじみと知っている。

診療所で療養をしていた人が、以前からの腎不全が進行して人工透析が必要になることがある。がんの手術の後、以前からの肺気《はいき》腫《しゅ》が進行し、気管切開、レスピレーター（人工呼吸器）の装置が必要になる人もある。そんな時は市内の総合病院へ移る。救急車で行く。ぼくが同乗することもあるし、「いってらっしゃい」と診療所の玄関で無事を祈ることもある。

ぼくがいる鳥取は小さな町なので、診療所の帰りに総合病院に顔が出せる。腹膜透析が順調だったり、レスピレーター装着後が落ちついていたりすると、ありがたい。二、三カ月がたち、その人たちが診療所に帰ってくることがある。診療所の玄関で、病室の入り口で、「おかえり」と職員の声がする。透析中のかおるさんは「ただいま」、レスピレーター装着中の山下さんは天井を見上げたまま、無言。「おかえり、おかえり」は無事の生還を祝い、看護師の声は病室にこだまする。

思い出す光景がある。六十五歳で肺がんの末期のさよさんが、二カ月の入院の後、「家に帰りたい、最期《さいご》は家で」と言った。娘たちの協力が可能となり、車で三十分の村に帰ることになった。田植えのころだった。車の中からタニウツギの花が見え、田植えをする女性たちの姿が見えた。

車を止め、田んぼの中の一本道を、家まで皆で担架で運んだ。古い農家だった。さよさんは家の天井や窓の外の風景を懐かしそうに眺めた。庭には南天、楓《かえで》、竹、山椒《さんしょう》。しばらくすると、村の女衆が一人また一人、手に代満《しろみて》（田植えの終わりの祝い）のおはぎを持ってやってきた。「おかえり、さっちゃん」「よう帰って、おかえり、おかえり」

女衆はさよさんが死に直面しているのを知っていた。「おかえりー」

外にやさしく語りかけ、内に温かく迎え入れる「おかえり」。日常語だからこそ、深い人生の言葉にも変われるのだろう。臨床の日々、心に留めておきたい言葉の一つ。

沈潜する言葉

言葉は人の心の底に沈潜する。死が近づくと、沈潜した言葉が、魚のように飛び跳ねる。周りの人には意味不明。じいっと魚に見入るしかない。

「チュウシャ、ジョー」と叫んだ七十代の膵《すい》がんの女性がいた。「注射場？」、何回も聞いていると「駐車場」だと分かった。息子さんに聞いた。「在宅療養のため母の部屋を片付けた。置き場がなくて、家の前の駐車場に母の物を置いた」ということだった。きっと大切なものがあるのだろう。何だろう。

「ナパームダン、ムラヤケル、ムラ」と叫んだ二十代のがん末期の黒人のアメリカ人がいたそうだ。これはある本に書かれてあった話。誰もわからなかったが、よく聞くと、「ナパーム弾で村が焼けている」の意味らしい。彼は元兵士。ベトナム戦争に参加し、ナパーム弾を戦闘機から村々に放った。死の前にその光景がよみがえり、うなされての一語のようだった。心痛む一語だ。

「アカチャン」と叫んだ五十代の末期の女性。これはあるナースから最近聞いた話。皆が頭をひねった。泣き声が聞こえるのだろうかと病室中を眺め回したが、何もない。冷蔵庫の音を赤ん坊の声と間違えているのかも知れないとスイッチを切ったが、「アカチャン」は続いた。友人が来て、ボソッと「彼女、昔、事情があってできた赤ちゃん産めなくて」と漏らした。そのことだろうか。ナースたちは縫いぐるみの赤ちゃんを彼女に抱いてもらったそうだ。赤ちゃんを抱く彼女を、ナースたちは抱き締めたという。

「マッスグー」を繰り返すのは六十歳の肺がんの男性だった。アウトドア派で環境問題にも明るい人だった。ただ、同居の息子さんとの間に深い溝があった。

往診に行くと、「マッスグー」と叫びながら、ヨロヨロとベッドを離れ、椅子《いす》や机を無視し、台所を真っすぐ突進しそうになった。「危ない！」と奥さん。

使い始めた持続皮下注射のモルヒネの副作用も考えられた。息子は、突撃していく父をただ後ろから見ていた。

「オシッコ、マッスグー」に変わった。パンツを脱ぎ、和式水洗トイレに入った。

「マッスグー」。立ったまま便器を越え、真っすぐ壁に向かった。尿線は便器を越えそう。「おやじー」。息子の手が彼の背を抱えた。尿線は便器に落ちていった。

夜、息子は父が病気になって初めて同じベッドに入り、体をさすったそうだ。「奇跡です」と奥さん。

「マッスグー」、今も解明できない、大切な一匹の魚。

十日の月

五十八歳の膵がんの末期の男性が転院してきた。「ハヤビキ、カイシャ、ハヨー」と不明語を発した。横になったかと思ったら、すぐに起き上がる。ベッド柵《さく》のわずかなすき間から滑り落ちそうになる。「危ない！」と家族が食い止める。奥さんと娘と息子。前の病院でもせん妄はひどかった。がんの末期は薬の関与もあって、昼夜問わずせん妄は生じやすい。

転院二日目、せん妄やまず、緊急戦略会議を開いた。「がんは両肺に広く浸潤、息苦しいのに過活動。鎮静のための薬を使ったほうがいいかどうか」とぼく。どうするのが患者さんにとって一番か、家族の望みは何か。

「三週間、せん妄と格闘しました。だから覚悟はもう、ねえ」と奥さんは子どもたちに目をやる。子どもたち、うなずく。受け持ちナース、うなずく。使用する鎮静剤は効いてくるのに二日かかる。それまで他の薬を使うと説明した。

三日目、やっと睡眠が訪れた。呼吸も穏やかになった。「うそみたい」と奥さん。皆が眠りについた。四日目、家族と面談。「急変はいつでも起こり得ます。二、三日後を一つのめどに」

六日目も八日目も容体不変。入浴し、ひげをそってもらって、男前上がり、表情安定。家族も交代で泊まって、交代で買い物へ。血圧も脈も尿量もよい。十二日目、「危ないと繰り返しましたが、なぜか落ち着かれてます」とわびた。「長い方がいいですので」と家族。「薬などを増やすのでも減らすのでもなく、このまま、自然に任せるということで」で合意した。

患者さんは眠り続けた。病室には必ず誰かがいた。いないと思った時、クロゼットに娘さんが潜り込んでいた。「自分中心のとこありましたけど、病気になってからの父、違う人として感じます」

赤ら顔の友人が丸椅子に座っていた。「こんなちゃらんぽらんで真っ正直な男なかった。もう一回飲みたかったー、代わったりたい」と泣いた。

変化は十八日目にきた。血中の二酸化炭素が高値となり、血圧が下がった。「いよいよです」。再集合した三人が病室にいる時、彼は息を引き取った。三人が湯灌《ゆかん》（死後、お湯で体をふき清めること）し、夜中の十二時、霊柩車《れいきゅうしゃ》が迎えに来た。霊柩車の前で、受け持ちナース、当直ナースとぼく、反対側に家族三人が向かい合って並んだ。一礼すると、甲子園の高校野球選手みたいに、互いに握手したい気持ちがした。南の空に、ちょっと間抜けの十日の月がかかっていた。

ふくろう

「ホッホ」「ホッホホッホー」と続く。この二節でひと鳴きになる。一節と一節の間は何秒か、と目覚まし時計の秒針をにらむ。五秒だった。五秒間、ふくろうは何を考えてるんだろう。

ぼくは天井を向き、「がんと共に生きる」と題して講演してもらった帯津《おびつ》良一先生の話を反芻《はんすう》する。

「西洋医療一辺倒では医療はもう成り立たない。東洋の医療との統合が大切だ」

ほんとうだ。先生の魅力は、小まりのような笑顔と人柄のまんまるさだろう。まるさを武器に「がんを抱えた患者それに家族と『戦略会議』を開く」。会議のネーミングもさることながら「たとえ死が近づいても希望は欠かせない」と言い切るところがいい。

「人生の本質は悲しみです」、これもすごい。

言われるとそんな気もする。「でも人間、ときめくことが大切です」と急に変わる。ソバ屋で肩を落とし、ソバをすする男の後ろ姿に感動する先生、注文を聞かれ「カツ丼《どん》」と答える。ときめきながらカツ丼にかぶりつく。「ぼくの養生法です」、おかしい。「ホッホ、ホッホホッホー」。やっぱり五秒だ。落ち着いた低い声、静かな間。

先生が自分の本に引用されていた文章について尋ねると、その文章をまるまるそらんじていたのには驚いた。「末期患者には、激励は酷で、善意は悲しい、説法も言葉もいらない」という『納棺夫日記』の青木新門さんの文章だ。「きれいな青空のような瞳《ひとみ》をした、すきとおった風のような人が、側にいるだけでいい」。にくい。

ぼくは腹這《ば》いになる。反芻を続ける。「いのちは虚空《こくう》より来て、虚空に帰る」。虚空の二文字は共に〈むなしい〉と読む。空は〈からっぽ〉とも読む。どこか惹《ひ》かれる言葉だ。先生に「虚空と宇宙は違う?」と聞いてみた。「宇宙が数百個くらい入ったのが虚空」だって。宇宙よりもっと遠くがあるんだ、と思うと何だか気が静まる。

ぼくらが一つ自分の中に預かっているいのち。自分のものじゃなく、虚空のものかと思うと、そんな気になる。虚空に帰るまで、いのちを励まし、いのちに励まされ、生きていこう。

枕元《まくらもと》のスタンドを消す。「ホッホ、ホッホホッホー」。ヤツも虚空への旅人か。五秒間隔で鳴いている。心落ち着く声。患者さんの前で、ぼくもふくろうのようになれないものだろうか。

おやすみ。

最後のコーヒー

木曜日の午後は往診に行く。川口ナースと行った。あちこち回って五軒目が小学校の校庭の裏で二人暮らしの岸田宙さん。九十三歳。よく心不全を起こして入退院を繰り返し、スタッフとは顔なじみだ。

往診の時は、いつも奥さんがコーヒーを出してくださる。「急いでますので」とか

「前立腺《ぜんりつせん》肥大なので」とか言って断ろうとすると、「うそ、うそ。疲れ直しに一杯」とか言われ、ついついよばれることになる。時にはケーキ、和菓子、メロンやポテトサラダが出ることもある。おいしい。宙さんはその光景を静かにベッドに横になって見守っている。

その日も、ピンポーンと押して、ぼくたちはそのますぐにベッドに向かっていった。「あっ、先生」と台所でテレビを見ていた奥さんのいつもの明るい声。ガスこんろの点火音がする。テレビが消される。「かゆみと大声、どうですか？」と聞く。「軟《なん》膏《こう》が効いて、昨夜《ゆうべ》はよく眠りました。お昼は少し食べて、先ほどから寝だしました」「よかったですね」と言って、ぼくはベッドの端に腰を掛けた。

岸田さんの耳の色、おかしい。肩も胸も動かない。呼吸、止まっている。角膜反射も消失。川口ナースも手を取り、うなずく。

「奥さん、ご主人の息」と、ぼく。

「はい、何ですか？」

「息が止まってるようです」

川口ナース、奥さんの肩を抱き、「おなかはあったかいですよ」と奥さんの手を宙さんのおなかに乗せた。「温かい。ほんとに」「今だと思います。ついさっき。午後三時、です」

沸騰《ふっとう》音がして、奥さんがガスこんろの火を消し、戻って、宙さんのおなかに顔をうずめ、急に嗚咽《おえつ》された。

昼間は枕元にいつも流れていたミサ曲が、まるでこの瞬間のためにあったかのように、二人を包み込んだ。黙禱《もくとう》して辞そうとすると、「コーヒーを」と奥さん。「いえ」と答え、そうだ、お別れは宙さんも好きだったコーヒーがふさわしいか、と思い直した。「でしたら今日買ったメロンとイチゴも」と奥さん。川口ナースがガーゼでメロンを搾《しぼ》り、枕元に三品が並んだ。「ごくろうさま」と奥さんが宙さんの唇をぬらした。失礼しようとすると、「先生も看護婦さんも、コーヒーを一杯。いつも通りが、動転した私の気が落ち着きそうで」と涙声。宙さんが見つめる中、最後のコーヒーをいただいた。

「すぐにエンゼルケアの用意をして、戻ってきますから」と川口ナース。岸田さん宅の玄関で一礼すると、校庭を走る小学生たちの声が五月の空に響いてきた。

オカアサーン

「おかあちゃん、おかあちゃーん」と泣き叫ぶ娘さんの声が夜中の病棟に響いた。詰め所の心電図モニターは急に徐脈へと変化していく。ぼくは病室に向かう。

吉田波子さんは五十四歳の卵巣がんの患者さん。大きなおなかを抱えて外来にやってきた。「手術も化学療法もしません」と決意し、総合病院を離れ、腹水穿刺《せんし》を希望してやってきた。穿刺すると四千ccの腹水が取れた。自分の病状をすべて承知し、今後の治療についても決めていた。自律した女性。入院してもらった。

「おい、おい、おまえっ」と、いつもは穏やかな顔のご主人が目に涙を浮かべ、くしゃくしゃの顔で肩を揺すった。波子さんとは闘病同士だった。

入院して十日たったころ、腹水を直接静脈に戻すための特別なチューブの埋め込みを、別の病院に依頼した。波子さんは、さらなる生への可能性のあることには果敢にチャレンジした。腹水はコントロールされたが、病状は進んでいった。

入院一カ月がたったころ、ご主人とスタッフでカンファレンスを持った。

「あせりはあるが、治りたいと思っているようです。厳しい病状は、長男と長女には話してあります。次男は知的障害があって、話していません。家内も私も、そろそろ覚悟をしないといけない時期なんでしょうね、迷います」とご主人。今まで通り病気と闘うという形が波子さんには似合うな、と皆が感じた。

「おかあちゃん、治って家に帰るって言ったがー」。娘さんは叫び続ける。呼吸は緩徐になった。「おかあさん、しっかり、しっかりー」と長男。

病室の隅から「オカアサーン」とモノトーンの声がしてきた。次男だった。「オカアサーン、がんばって、がんばってー。オカアサンが一人でがんばってたから、ぼくも負けちゃだめだと思って、ぼくも一人でがんばってたよ。一人で、学校に行ったよ。行き帰り、がんばってーって、祈ってたんだよ。だから、がんばってー、オカアサーン、がんばってー」

病室に低い次男の声が広がった。じーんときた。知的障害なんてふっ飛んだ。「この病気相手に、よう生きた」と父親。「ほんとだ。わしが代わってやりたい」と母親。呼吸が止まった。

「五月三十一日、午前零時三十分、です」とぼくは頭を下げる。「なんでー」と娘さんが体に抱きつく。男たちが波子さんの手と足を握りしめる。

入院から二カ月後だった。

小さなレーダー

朝の申し送りは八時三十分から九時までの三十分間である。二人のナースが当直し、受け持った約十人ずつの患者さんの、夜中の出来事を報告する。当直していて感じたこと、自分が考えたことも申し送る。

六月の朝、当直ナースが夜中の報告をした。そのあと「5号室の戸川渚さんのことですが……」と語り始めた。5号室はリンパ浮腫《ふしゅ》の患者さんが二週交代で入院する病室。リンパ浮腫って、子宮がんや乳がんの手術でリンパ節を切除したあとに、足や手にリンパ液が鬱滞《うったい》して生じる浮腫のことである。

診療所にはリンパ浮腫治療のトレーニングを受けて資格を持っているナースが三人いる。ナースの技でかなりの効果が上がっていて、あまり問題のない病室なのに、と思っていた。

「戸川さん、とても暗い、落ち込んだような顔をされてるように思え、お話を聞きました」

戸川渚さんは四十代で、半年前に子宮がんと診断され、手術を受けた。手術時に腹水があり、腹水にがん細胞が見つかり、早期がんではなかった。術後に、両足にリンパ浮腫が生じ、この半年、休む間もなく次々と大きな困難に直面し続けていた。

当直ナースは語る。「こんな病気になって、両親に申し訳ないと思うし、主人にも、私と結婚しなければ、こんな苦労をせず、子どものいる楽しい生活が送れたのに、と思って悔やむ、とおっしゃいました」

心の奥底に流れている本当の気持ちや不安が、当直ナースの小さなレーダーでキャッチされた。家族にも、医者にも、昼のナースにも話しづらいことが、当直ナースには漏らせた。ナースはうなずき、ただ聞いていたのだと思う。

ナースのマッサージ法や包帯法で下腿《かたい》は一センチ細くなった。戸川さんの顔に明るさが戻っていた。病室で「大変でしょ?」と声を掛けてみた。「一番落ち込んだのが、この浮腫でした。がんって言われた時、ショックでしたが手術したら治る、と思ってました。腹水もショックでしたが抗がん剤で治る、と立ち直りました。でもリンパ浮腫は治らない、一生このままかと暗い気持ちでした」

「なぜ明るい顔に?」と聞いてみた。

「こんな治療法がある、見捨てられたんじゃない、希望があると思えたんです。ナースさんが手技を教えてくださるし、話をよく聞いてくださる」と、もの静かに答えられた。

あらためて、ナースの日々の技、ナースの持つ小さな心のレーダー、希望そのものの大切さを教えられた。

混沌《こんとん》の場

臨床で働くこと、好きなんだろうかと自問する。好き、と答える。なぜ？　どこが？　と問うてみる。混沌だから、と答える。美しい話もないことはない。でもどちらかというと、厳しかったり、悲惨だったり、過《あやま》ちがあったり、むなしかったり。でも臨床ってそんな場。ほんとのことだけが展開していく場。

十五年前のことになる。総合病院で働いている時、食欲がないという五十歳の男性が外来に来た。聞くと、春から鳥取に単身赴任でやって来て、生活にも慣れず、職場の人間関係もうまくいかず、気は沈み、夜も眠れない、という。転勤に伴ううつ病と診断した。とりあえず採血検査をし、抗うつ薬と睡眠薬を処方し、「心配ないです。様子みましょう」と言って、次の患者さんを呼んだ。

七カ月後、一通の手紙が届いた。福井の女性からだった。「主人はあの後、体調回復せず、別の病院を受診しました。胃の内視鏡でスキルス胃がんを発見され、手術しましたが、進行速く、手厚い看護を受けながら他界しました」と書かれてあった。がくぜんとなった。うつ病ではなかった。大きな誤診。

先日の夕方、七十代の女性が、食欲がないと受診された。二年前までは歌が好きで、カラオケにもよく行ったのに、気分が沈み、意欲がないという。「悪いことをした、と自分を責めます。ささいなこと、誰もがしているって言うんですが、悔いてばかりです」と付いてきたご主人。体重は八キロ減少。うつ病だと思うと言うと、既に精神科病院を受診されていて、抗うつ薬を処方されていた。「それを飲まないんです」とご主人、途方に暮れる。

その時、頭に浮かんだことがあった。身体の病気が元で、うつ病になることがあるということ。甲状腺《こうじょうせん》や脳の病気のとき、膵《すい》がんなどのとき、である。「ＣＴを撮ってみましょう」と言った。夜のCT室が作動する。フィルムができ上がった。見入った。膵がんはなかった。が、腎臓に腫瘤《しゅりゅう》がある。腎がんが強く疑われた。説明した。二人ともキツネにつままれたよう。「手術が無事に済んだら、心の悩みもいっしょに消えるかもしれません」と、ぼくはつけ加えた。

臨床は、経験を重ねればすべてこなせる、などという甘さを許さぬ場だ。うまく済む日があっても、必ず苦渋の日が登場する。完成はなく、あるのは未完成の波。自然相手の農業、林業、漁業、に似る。いつ何が起こるか分からぬ場。宇宙の一角、宇宙の一刻の場。だから好きなんだろうと思う。

キムタク

六月、総合病院から七十歳の丘緑さんが転院してきた。胃がん。主訴は労作後の呼吸困難。CTで見ると両肺は真っ白。空気が入るスペースはわずか。抗がん剤治療は十分してきた。残っているのはモルヒネの持続皮下注射とステロイドの静脈内投与。二日後に効果が現れ、「楽です。トイレに立てます」。よかった。「痛みは？」「痛みはありません」「悩みは？」「悩み？　あります。でも話せば長いのでやめます」家族カンファレンスを持った。「会社、二人でやってきました。あいつ、男っぽいとこあります。内緒でたばこ吸ってたのが、原因でしょうか」とご主人。「ストレスでがんになることって、あります？」とお嬢さん。誰もが、がんという不条理の原因を探す。両方ともそれだけでは説明つかないと答え、「梅雨空に稲妻が走った、と思ってくだされば」と続けたが、いまいち説得力に欠けた。

残された日は少ない、協力して良い一日をプレゼントできるよう工夫しましょう、と言って「何か希望は？」と尋ねた時だった。「母、ここの看護師さん、やさしくて、もう少し冷たいほうがいいって」。「あっ、はい、すみません」と担当ナース。人はいろいろ。やさしさも冷たさも、難しい。

次の日、淡々と診察し、部屋を出ようとすると、壁にキャビネ大の若い男の写真が貼《は》ってあった。「これは？」と聞くと「キムタク、木村拓哉《たくや》。ファンなの」。お嬢さんが「おばあちゃんなのにキムタクだなんて、ねえ」と冷やかす。

そうか、と思って詰め所に戻って提案した。キムタクの大きなポスター、壁に貼ってあげない？　提案は即決。ポスター探しが始まった。こういうことだとスタッフの動きは早い。インターネットで調べ、あれよあれよのうちに、翌朝、等身大のポスターが届けられることになった。届いた。

中居君、草彅《くさなぎ》君、香取君、稲垣君、そしてキムタクのSMAPの面々。若いナース、色めく。自信満々で病室にポスターを、と思った時だった。担当するナースが病室から出てきた。「大きな写真は胸が圧迫され息苦しい。今のでいいそうです」。ガクッ。人は一人一人、その時その時、一事一事でみんな違うって知ってたはずなのに、また失敗、失敗。

持って行き場に困った大きなポスター、結局、ラウンジの太い円筒の柱をぐるりと取り巻いた。回診のたびキムタクらに会う。やつらにすべてを見られてる気もする。だから手を抜かず、緑さんを冷たーく、見に行く。

たこ焼き

大阪のホスピス病棟の看護師長さんに会った。「うちのがん末期の患者さん、薬のほかに〇〇をすると元気になられます。〇〇って何でしょう?」と、クイズ。

「患者さん最近元気ないし、食欲ないし、〇〇していいですか」とナースが尋ねると、師長は「じゃあ、○○してみるぅ？」と答える。○○をすると患者さんの顔は明るくなり、食べられなかった患者さんが、食べ始めたりするんだって。

「？　降参」「たこ焼きです」「うっ、参った」

その病棟の詰め所には、たこ焼きセットが常備されているとのこと。たこ焼きは、作り手も見物人もお互いが楽しい。視覚、聴覚、嗅覚《きゅうかく》、触覚、味覚の五感のすべてを刺激する。

鳥取に帰って同じクイズを出した。「？・？・？」

正解を言うと、「文化が違うしな」。

大阪のたこ焼きは鳥取では何だろう。スイカ？　豆腐ちくわ？　それってただ切るだけ。カニのみそ汁？　違うよなあ。飛び魚のだんご汁？

「大阪はどの家庭にもたこ焼き器あります。うち持ってます。やりますか？」と言い出したのは鍼灸師《しんきゅうし》の竹下さん。がんの人の治療にと、わざわざ大阪からやって来てくれた。鍼灸は、がん患者さんの痛みや便秘や免疫力《めんえきりょく》アップに効果があるが、それプラス、付き添う家族の肩こり、疲労に抜群の力を発揮し、人気だ。

七夕のころの土曜日の午後、ラウンジでたこ焼きパーティーが始まった。横で若いナースが患者さんのリクエストにこたえ、鉄板焼きそばも作っている。「コツはね」

と竹下さん。「この油敷きと天かすに干しエビ、刻みチーズ、これがいい味出すんですよ」と力が入る。タコは刻んである。千枚通しでくるっ、くるっと何度もひっくり返す。針先さばきはお手のもの。くるっ、くるっ、くるっ。

お客さん、徐々に集まってきた。あつあつのたこ焼きに、かつお節と青のり、トローッとしたソースがかかる。「おいしい！」「私も一つ」「ほんと、おいしい」「焼きそば出来ましたー」

2号室にいるがん患者さんの、高三の息子も弟子入りさせられ、くるっ、くるっ。摂食障害の林さんの小五の娘さんもやってきた。〈お母さんといっしょに暮らせますように〉と短冊《たんざく》に書いて、七夕の笹《ささ》の葉にぶら下げた。「私も一ついただけますか」と通りがかりの見舞客。「抜群だあ」

がんの患者さんも、ボランティアも職員もいい顔になった。特に家族が明るかった。シロイカ、モサエビと具を工夫すれば、鳥取オリジナルの〇〇が根付きそうな気がした。

あのもん

残された日が少なくなると、誰もがそんなに食べられない。でも、何か欲しくなる。「何か食べたいものありますか?」とナースが尋ねる。「そうですねえ」と言って、患者さんは考える。「何だろうね」と天井を見上げる人もいる。関東だと、ざるそばは人気がある。そうめんやうどんを希望する人は多い。めん類は確かに食欲がなくても、人類が口にしやすい食べ物だ。梅干しにノリのつくだ煮は好まれるが、毎日だと飽きてくる。

食べることって、とっても大切。命ある限りの重要問題だ。つくづくそう思う。カレー、鮎《あゆ》の塩焼き、ちらし寿司《ずし》、刺し身、あっさりスープなどは人気がある。要望として出されたメニューは、厨房《ちゅうぼう》さんが全力をあげて病室に届けるようにしている。いつだったか、四十歳の末期の患者さんが「ハチの子ご飯が食べたい」と言った時、実力不足で願いをかなえてあげられなかった。

スイカ、モモ、ブドウにメロンなどの果物は病人の口やのどを潤《うるお》す。かき氷は、夏は一段と人気だ。一番人気は宇治金時ではなく、イチゴやレモンやみぞれでもなく、ただ、素《す》のかき氷。

「あのもんが食いたい」

末期の七十七歳の千太さんが言った。千太さん、「先生、あのもんだけどな」「看護婦さん、あのもん、取ってくれんか」と、すべてを「あのもん」で済ませる。

「あのもんって何？」とナース。「暑いし口乾くし、あのもん食いたい」「スイカ？」「違う、白い冷たいもん」「カルピス？」「違う、白い泡みたいな」「あっビール、ありますよ」「ビール違う、口でとける、白い」「あ、かき氷？」「違う、くねくねって、甘い泡の」「ソフトクリーム？」「ピンポーン、それだ、それが食いたい」

ソフトクリームなら手作りのおいしい店を知っている。夕方の外来までは時間がある。車でひとっ走り。

「すいませーん」「いらっしゃい」と昔ながらの店のマスター。「ソフトクリームを」

「何本しましょう？」

「患者さんにだけですかあ」というナースたちのせりふが幻聴として聞こえてきた。

「十本」と答えた。

「うまい、こりゃ絶品だ」と言ったのはナース、に千太さん。

千太さんが亡《な》くなったのは五日後だった。

ありがとう

近くを見てても遠くを見てる時ってある。高田亮さんはそんな時の中にいた。四十九歳。胃がんの術後五年で腹腔《ふくくう》リンパ節が腫大《しゅだい》し、末期を迎えた。

「覚悟してます。でも生きられるだけ生きたい」

奥さんとOLの娘さんと中三の野球部の息子さんとの四人家族。

病状は徐々に進んだ。「いつまで生きられますか？」と奥さん。亮さん、七月末に五十歳の誕生日が来る。その日を目標にしましょう、と言うと「そこまで生きられたらうれしい」と、奥さんの目に涙が光った。

「これ何ですか？」と亮さん、腹壁のしこりを指す。「皮膚転移です」とそのままを話す。面談室で家族とナースとで話し合った。余命を含めすべてを知ってもらおう、伝える役は奥さんにお願いしよう。

すべてを聞いた亮さん、翌日、車椅子《くるまいす》に乗ってエレベーターの前にいた。「屋上でカラスに会ってきます」

「カラスのバカヤローって叫びたかったのにいなかった」と病室に戻って亮さん、笑った。

誕生日まであと一週間となった。衰弱は進み、大きな呼吸が始まった。誕生日は難しい。ぼくは街の店でステンドグラスを一枚買って、病室に置いた。「きれいな空色ですね、見えてますよ」と弱い声で。

翌日の午後、病室をのぞいた時だった。床の上に三人が座って泣いていた。「先生、いま主人が、私たちを泣かせたんです」「どうして？」「主人が、十分なことしてあげられなかった、もう少し生きて、いい家族をやってみたかった、ごめん、でも、後悔はない、みんなに感謝してる、ありがとう、って言ったんです」。奥さんは続ける。「違うよ、お父さん、ありがとうはこっちだよ、って、三人みんなが、父さんありがとうって、一人一人言ったところだったんです」

娘さんはハンカチで、奥さんはティッシュで、中三は手で涙をふいていた。息子さんに「言った？」と聞いてみた。大きくうなずいた。亮さんは、「先生、残念ですが、これはこれ。でもほんと、いい家族だった、ほんとに」とかすれ声で言った。

二日後、温かい家族に見守られ、高田亮さんは息を引き取った。

質素な死後を亮さんは望んでいた。知人の和尚《おしょう》さんに伝えた。三日後の真夏の日差しが照りつける午後、お寺に骨箱を持って晴れやかな泣き顔の三人の姿があった。「戒名は亮空とさせてもらいました」とセミの声の下で和尚。空の遠くから家族を見つめてくださりそうな気がした。

花の六十歳

六十になった。初めてなった。それがどうした。どうということはない。家族に赤衣装で祝福され、気恥ずかしかった。

感慨がないのか。ないわけでもない。人間五十年、と言っていた時代なら、とっくに人間を閉じてもいい年。若くして人生を終えた人たちのことを思うと、ここまで生きさせてもらったことに感謝しなければいけない。

思い出す。幼なじみのこと。亡くなったのは五歳だった。事故だった。かわいくておとなしい女の子。もっと生きていたかったに違いない。彼女の生は五歳で閉じ、ぼくはその後五十五年も生きた。死が彼女にではなく、ぼくにやってきたことは、十分にありえた。

自分の中に昔の光景がよみがえり、すると年齢は消え、六十の自分に五歳の自分がそのまま存在する。思い出すという力は不思議だ。

六十歳で他界した高校の恩師を思い出す。夏休みの母校の教室で、「最後の授業」をしてもらった。思い出したわけは、もしぼくが「最後の授業」を依頼されたら何を語れるか、と考えたから。

恩師は三つのことを言った。「まず疑え、今ある政治、教育、医療、歴史観、正義、家族、すべてを疑え」「ちょっとおかしい、変だと思ったら、革命でなくていい、少しずつ変えていってほしい」「変革、夢は一人では実現できない。理解してくれるもう一人の人を持て。ペアで生きていってほしい」

そのあと恩師は、「学生期《がくしょうき》」「家住期《かじゅうき》」「林住期《りんじゅうき》」「遊行期《ゆぎょうき》」と、人生を四つに分けるインドの考え方を紹介し、「人生は遊び、遊びを哲学にどう高めるか、いよいよ林住期と思い、その課題に向かおうとした矢先に、臨終期を迎えた」とわれわれ元生徒を笑わせ、泣かせた。あの授業から十年がたつ。

自分の中に少年の自分が住むなどと言っておられない。恩師が亡くなったのは今のぼくの年。これからどう生きるかを問わずには済まされない。

八十九歳で亡くなった小児科医の松田道雄さんは六十歳で臨床医をやめ、『育児の百科』を改訂しながら、読書し社会批評を続けた。でもぼくは、ただひたすら臨床医を続けるのが、身の程というものだろう。

六十になって衰えてきたものの一つに「衝動」があると感じる。良い意味で使われないことも多いが、惹《ひ》かれる。この言葉に流れる生命力を尊びたい気がする。振り返ると、衝動こそが自分の世界を切り開いてきた。自分の中に衝動は、まだ残っているだろうか。

気持ちをくむ

相手の気持ちをくむ、というのは難しい。くみながらも指図《さしず》しそうになる。医療の宿命か。

佐田左代さんは八十六歳、アルツハイマー病と肺がんの患者さん。この猛暑で衰弱が急に進んだ。何年間も家で過ごし、末期となってからも数カ月を家で穏やかに過ごした。最期《さいご》もこのまま家で、が左代さんにはふさわしいと勝手に思っていた。

八月の日曜日、「入院させてもらえませんか。このまま家で見るのは忍びない」と県外から帰ってきた長男。「きれいな老衰で、ネコが歩くこの部屋が似合っているように思えます」と言うと、いつも傍らにいる次女が板挟みになって困り顔。「一時間でも生き延びてほしい」と長男、緊張顔。

ここで考える。どの家族にも後悔が残ってはいけない。ただし、死の間際《まぎわ》の老弱を一般病院に頼むというのは不見識だろう。わが診療所の入院患者さんに無理を願い、病室をつくった。努力呼吸、脈も触れにくい左代さんを病室に運んだ。「ありがとうございました」と左代さんの家族に安堵《あんど》顔がよみがえった。よかった。

同じ日、市内の住宅街で三週間を過ごした山岸柚さん、八十歳、同じく肺がん、朝から下顎《かがく》呼吸を始めていた。長髪の二十二歳の孫息子が在宅介護主任の働きをこなし、ここまでやってきた。次々に、市内や県外から親類の人たちが集まり、柚さんの居室は人でいっぱいになる。

「ようやったよ」「介護主任がいたから、おばあちゃんは家を選んだんだよ」

家族に最期を家でみとることへの揺らぎはない。下顎呼吸が終わったのは夕方の四時すぎ。まわりの皆の顔に満足感が漂っていた。介護主任はちょっぴり寂しそう、でも笑顔あり。

同じ日、総合病院から郊外の田園地帯の家に帰った秋山トミさん宅に往診に行った。胆管がんで七十五歳。居間の窓を開けると、水量の豊かな川が目の前を流れていた。食欲はなく、食べられない。畳に敷いた布団《ふとん》の上で、首の静脈から点滴用の長いカテーテルを挿入した。痛みと症状について聞き、「悩み、ありますか?」と尋ねた。「副作用で抗がん剤、あきらめました。死ぬ覚悟はあります。でも再発したら、と悩むです」

矛盾する心は誰にも生まれる。その心をくまねばなるまい。

「再発を抑える方法、考えましょう」

「ええ」顔に光が差した。

あきらめを強いてはいけないなあ、とこのごろ思う。患者さんの気持ちをくみ続ける、至難のわざだけど、これしかないのだろう。

ドンドン、パー

花火大会の日の夕方、トミばあさんが肺炎と脱水で入院になった。ぐったりしてたのに、ドンドンと花火の音がすると、「誰か、誰か、お母さーん」といつもの大声が廊下中に響いた。幸い、患者さんたちは既に屋上に移っていた。ドンドン、パー。打ち上げ花火の音が威勢よく夜空に響く。

「きれい」と車椅子のシカさん。その横で脳転移のある夫の武じいさん、「たいしたことない」と冷静。「いいですね、初めて見ます」と奈良から転院してきたばかりの難病の奥野さん。「見て、今のハート形だったよ」と双子のナース。

「主人が、花火は診療所の屋上で見る、って言ってましたのに、間に合いませんでした。その代わりに私が」と、小腸肉腫で家で七日間過ごして亡くなられた村田さんの奥さん。息子さんとお嬢さんも一緒だった。

罪滅ぼしでボランティアをやってるという涼子さん、ポツンと一人で花火を見てた。花火の合間は「月もきれい、白鳥座もきれい」と。

漁師の貞治さん、奥さんと一緒に椅子に座って夜空を見上げていた。「うら（おれ）見ん」と言ってたのに、まんざらでもない顔。マッサージ師の江田さん、両眼失明だけど、花火は大好き。音で打ち上げ花火を見ている。

「これが見納めですね」と言ったのは脊椎《せきつい》転移で両下肢まひの野上修さん。「でしょ？」と問い詰められる。「いや、修さん、しぶといから」と返すと、「ですかねえ」

と笑顔になった。その時、ドンドン、パーと響き渡った。

頸部《けいぶ》がんが全身に転移し、苦痛が極限に達し、各種鎮静薬でようやく深い眠りについた六十歳の肇さんは、ベッドのまま屋上に上がっていた。オーストラリア、姫路から姉妹が駆けつけ、妻、長男、長女、孫たちもぐるりとベッドを囲み、缶ビールを手にしていた。微量用輸液ポンプも酸素ボンベも持続皮下注射器も、花火とともに屋上にある。こんな光景、初めてだ。「見える？　兄さん」「聞こえる？　あなた」「分かる？　父さん？」

ほんとのことは分からない。「見えてるよ、聞こえてるよ、分かってるよ」とぼくはつぶやく。死が近くにあろうと遠くだろうと、死のど真ん中にあろうと、通り過ぎていようと、ドンドン、パー、それでいいと思う。誰もがドンドン、パー。

病棟に下りると、重複がんの品川さん、「部屋からもきれいに見えましたよ」。「誰か、誰か、お母さーん」の声が、ドンドン、パーに負けないくらいに響いていた。

おさらば

お盆すぎの日曜日の朝六時、枕元《まくらもと》の携帯電話が鳴った。「先生、在宅の道田さん、下顎呼吸始まりました」と訪問ナース。「寝床、出ます」と答えた。

遠くでツクツクボウシが鳴いていた。犬の散歩する人、ジョギングする人、新聞配る人がいた。西の空は青く澄み、羊雲。夏は峠越えをしたようだ。

「おはようございます」と上がった。古い建具屋さん。二代目の道田さんは八十三歳で胃がんの末期。確かに下顎呼吸だ。手足は冷たいが、首の脈がかすかに触れる。

「いよいよの時を迎えられたようです」と説明した。奥さん、三代目の息子夫婦、三人の娘さんたち全員がベッドの横の畳にちょこんと座って見つめている。家族の皆に見守られる死でよかったと思った時、痰《たん》の音がして、手が宙をつかんだ。吸引器で痰を引き、鎮静剤を早送りすると、住み慣れた部屋に穏やかさが戻った。

一人の男の人が入ってきた。手を握った。「よう頑張ったぞ」と言って出て行った。同業者で昔からの友人とのこと。

呼吸がゆっくりになってきた。「お別れの水、何に?」と尋ねた。「最近、飲んでないので」と息子さん、日本酒を用意した。一人一人、道田さんの口をお酒でぬらした。孫たちも来た。「皆をここまで育ててくれて、ありがとう」「遊ばずに朝早うから遅うまで、ご苦労さん」と口々に。

ぼくは思い出した。昨夜《ゆうべ》、皆がいたこの部屋でのやりとりを。「痛みは?」と聞くと、道田さんは首をヨコに振った。「苦しい?」、首はタテ。「楽な方がいいですか?」、タテ。そこで決心して聞いてみた。「この世とはおさらば、それでいいですか?」。娘さんたち、突然の質問にあぜんとしていた。首はどう動くか、見つめた。迷いのないタテ。

「分かりました」と耳元で言い、鎮静剤の持続注射を開始した。

皆がお酒でお別れした。道田さんの呼吸は弱くなり、終わった、と思った時、大きな呼吸が返ってきた。「あっ」と聞こえない声が部屋に響いた。息を引き取られたのは、六時四十三分。

玄関の前の道路で、息子さんとお互いに一礼。「おやじ、夜釣りが好きで、長尾鼻灯台の下でスズキをよく釣ってました。帰ってくると夜中の二時すぎ、そのまま建具作ってました」と息子さん、満足そうだった。

在宅での死は、落ち着いた暮らしの時空にそっと包まれる。そこがいい。

近くの桜土手からもツクツクボウシの伸びやかな声が響いていた。

イテノテ

回診を終えた夏の日曜の夕方、「二時間ほど、行方不明になります」と詰め所に言って出かけた。夏になると必ずお参りしないと気が済まぬ所がある。海。山陰の海。岩に囲まれた日本海。

車を飛ばす。三十分。ガソリン代高騰《こうとう》のためだろうか、時間帯か、車が少ない。車を止め、木製の百段以上ある階段を下り、隠れた所にある小さな湾に着いた。ハマゴウの真っ青な花が咲いていた。誰もいない、波一つない鏡の海。夕陽が雲の間で見え隠れし、だいだい色の光を鏡に映す。何度も来ているのに、初めての光景。準備体操をして、泳ぎ始める。もともと泳ぎは下手だった。小学生の時は金づち組。海は怖い物の筆頭格。平泳ぎでゆっくり夕陽に向かって泳いでいく。前方の小さな島々を目指して泳ぐ。海は静か、水は澄む。夕陽まで泳いでみるかと思う。すべてを忘れる。すべての過《あやま》ち、すべての予定を忘れ、現実のすべてを忘れ、西へ向かって大きく両腕を広げた時だった。ゴキッと左肩が鳴った。「五十肩か」と思った、六十なのに。手が使えなくなって小島に到着できずにおぼれたらどうしよう、誰もいないし、現実が急に戻ってきた。腕の開きを小さくすると音は小さくなった。ヤレヤレ。小島に着いた。

誰もいない海。遠くに舟が二隻《せき》浮かんでいた。夕陽が水平線に届く。「どう生きよう」「診療所をどうする」「ほんとにしたいことは何」「一番大切なことは何」根本的な大きな問いが自然に生まれる。海は答えない。自分の心も答えない。静かな美しい色の海がそこにあるだけ。

振り返ると、岩の山に黄色のキスゲが群れて咲いていた。ヒグラシの鳴き声が、松の木から鏡の海に反射していた。海に飛び込んだ。鯨になって海水に身をまかす。海水に体が包まれる。心も。一年に一度、したかったのは、してほしかったのはこのこと。北京オリンピックのテレビ中継を思い出した。水中で北島選手たちは鼻と口から空気をジェットの泡のように吐き出していた。まねをしてみた。その途端、海水を吸った。ブホブホ。慌《あわ》てて近くの島へ。

上がると携帯が光っていた。「発熱と下痢の患者さん、受診希望です。あとは大丈夫ですよ」。よかった。急いで着替え、ハマゴウとキスゲ一輪ずつもらい、二段飛びで階段を上った。もうすぐという所で左ふくらはぎにこむらがえり。イテテノテ。

夏は今年も、ぼくの体に無事（?）刻まれた。

こ・わ・い

「心を撮って」「とわ、こっち」。

心ってどうやって撮るんだろう。

病室に入ると、患者さんが六歳と三歳の孫娘と写真を撮るところだった。孫の名が心《こころ》ちゃんと永遠《とわ》ちゃん。

なんだ、名前かあ。

がんのために気管や声帯、食道を切除する大手術を受けた六十歳の高木さんは、それにもかかわらず、穏やかな顔をされていた。子どものころ家庭に恵まれず、関西に出て働き、親代わりになって妹を高校へ通わせた。そのあと故郷の村に帰って左官屋さんを始めた。腕もよく人柄もよく、温かい家庭を築いてきた。一年半前の発病。

「高木さん」と呼びかける。

いつもの穏やかな顔。手を取った。転移のこと、まひのこと、痛みのことを説明した。そして「死は遠くじゃないので」と言った。

高木さん、うなずきながら苦笑いになった。次の瞬間、ぼくを見て唇だけで「か・わ・い」としゃべった。唇が重く、はっきりと聞き取れない。咳《せき》が、大きく開いた気管切開部から漏れる。もう一度、唇をゆっくり動かした。「こ・わ・い」。二人の間の空気が揺れた。

「怖い」だった。

生まれたてのなまの言葉に返す言葉を失い、ぼくは手を握り直した。涙を浮かべて奥さんが「大丈夫」と両手を取った。

詰め所に戻った。なぜかアメリカの精神科医、サリバンの残した文章が思い浮かんだ。心を病む人に向き合う医療者にあてた伝言。「not verbal, but vocal」（大切なのは言葉の内容ではなく、話す声、音質）。一方、逆の立場だが、高木さんは声を出せない。声以前の、体と心で放つ微細な振動（vibration）で三音を放った。大切なのは、「not verbal, not vocal, but vibration」と知る。

高木さんが亡《な》くなって十日たった日曜の午前、稲穂豊かな高木さんの村へ行った。野菜などを安く売っている「百円市場」の婦人に家を尋ねた。簡素な家。玄関すぐの三畳の間に、いい顔の高木さんの遺影。奥さんもいい顔だった。波動を共に持つ二人に一礼した。

朝方、親方死ス

日曜の朝六時、携帯鳴る。「大西さん、三十八度で血圧一〇〇です」と当直ナース。七時の列車で熊本に向かわねばならない。駅に行く前に診療所に立ち寄る。大西さん、がんの末期で、痛みより全身のだるさを訴え、黄疸《おうだん》は強く、前日から鎮静剤を使い始めていた。出発前に、泊まってくれた家族の面々と話し合う。ぼくが留守の間にその時が来ることもあるかも知れないと伝えた。タクシーに乗る。列車に乗る。

大西さんは谷の材木屋さん。初めて会ったのはぼくが医学生のころ。大西さんは働き盛りの気風のいい親方だった。子分は奥さん一人。そのころ、ぼくらは谷の奥の過《か》疎《そ》の山村に共同体をつくることを目指していた。山から杉を切り出し、その製材を頼んだのが大西さん。「よっしゃ、力になろう」と格安値で製材してくれた。白い目でぼくらを見なかった。

列車は広島。携帯かけた。変わらず。新幹線はスーと走る。読書も考えもスーと進む。熊本は十五年前、ワシントン・ホスピス研修ツアーで一緒だった仲間から、講演の依頼。

村に集会場を建てたころ、離村農家の解体があった。村の家は大量の天然の木で造られていた。安く分けてもらい、谷の材木屋へ運んだ。キーンと音が響く製材機に乗り、大西さんは古材を鮮やかな技で誇らしげに挽《ひ》いた。ケヤキ、栗《くり》、桜、ホオノキ。木のにおいが製材場に満ちた。

医者になって鳥取に帰った。十五年たったころ、大西さん、ひょこっと現れた。肝がんだった。肝がん治療はそのころから進歩を遂げた。大西さん、十年間、勇敢に治療を受け、がんと向き合った。「治るものは治し、治らんようになったら、それでしまいにしましょう。悔いはありません」

熊本での講演、終わる。タクシーに乗る。ワシントン仲間と別れ、列車に。博多に着く。携帯をかける。「血圧九二、尿増えません」と日勤ナース。行きは早かったのに、帰りは遅い気がする。

岡山まで戻ってきたのが夜の七時半。携帯かける。「熱は下がってます。血圧八六。心電図モニターつけました。待ってます」とこの日の当直ナース。走れメロスの気持ちになる。

鳥取に着いた。改札口を一番に出る。消灯時間を過ぎてうす暗い病棟。夜の十時。「お帰り」と家族の人たち、見守ってくれていた。「親方、帰りました」。返事はない。静かな寝顔。

翌朝、月曜の朝六時、携帯鳴る。「そろそろです」

家族全員に見守られ、親方死ス。朝六時三十五分に。

おれについてこい

月山治子さんは八十六歳、呼吸不全で在宅酸素療法をしている。ご主人は八十四歳、脳梗塞《のうこうそく》後遺症で左不全まひがある。市内の大通りをちょっと入ったところの家で、二人暮らし。

月山さん、昔は「この季節は底引き始まるので、モサエビやカレイがおいしい。モサエビの刺し身、いいですよ。料理のコツなし、皮むくだけ。カレイは、しょうゆにミリン少々、ガスの火強めで……」と、診察のたびに地元料理の講習をしてくれていたのに、このところ口数も少ない。

「物忘れようして、ガスも忘れて、認知症ですわ」とご主人。「この人も半身不随。二人で一人前、いや半人前です」と、治子さん、ニコッと笑う。

猛暑で、治子さん熱中症になってぐったり。診療所に入院した。点滴で元気は戻ったが、夜になると廊下をウロウロ。幻視も出現、目は三角。他人の病室にも入り、夜間せん妄。「家に帰りたい、家がいい」とポツン。翌日、ご主人が来た。ラウンジの隅で、二人でボソボソ話している。

「あっ、先生。今、女房にからまれとるとこです」「なんて?」「家でないと、私幸せになれん、あんた、幸せの約束、覚えとろう、って」

こういうことだった。

今から六十年前、二人は結婚し、夏、山陰線の岩美駅で降り、歩いてきれいな浦富《うらどめ》海岸に海水浴に行った。帰り、スイッチバック式で停車する滝山信号場でご主人が治子さんに一言放った。——おれについてこい。幸せにしたる。

「ええかっこして言ったですよ。気持ちよかった。あとがエライ目ですわ。旅行いくだ、服買うだ、家買うだと、ことあるたびにあの約束、出るんです。しゃったあ（しまったあ）と思っても、もう遅い。先生、とりあえず家に帰って、わしが介護します」

とおっしゃった。

数日後、朝の申し送りで、訪問ナースが「月山さん、ベッドも入って、家に帰ってすごく安定されてます」と言った。

その週の往診日、おじゃましました。「月山さーん」と声をかけても返事がない。そのまま上がると、ベッドはもぬけの殻。ご主人の姿も見えない。さがし回ると、奥のお風呂場《ふろば》の入り口で、治子さん、洗濯物を広げていた。「やあ」とご主人が二階の干し場から狭い階段をゆっくり下りてきた。穏やかな時間が戻っていた。

「先生、物忘れは進むのに、大昔の約束、忘れませんなあ」とご主人苦笑い。治子さんベッドに座って、「あれは別、忘れようがない」と満面の笑み。

とらわれる

「刃物の先を見ると怖くて」と七十七歳の女性が訴える。誰かを刺しはしないかと心配で、タオルで包丁をぐるぐる巻きにして、たんすの奥にしまい込んでいるそうだ。

三十歳の男性サラリーマンは訴える。「車で人とすれ違うと、ひいたんじゃないかと思って必ず振り返る」。道を歩いていても、すれ違うと、その人が倒れているのではないかと何度も振り返り確認するそうだ。特に相手が子どものときに。かばんは両腕に抱え込むという。

スーパーの女性レジ係。お釣りを間違え、自分の物にしてしまったんじゃないか、と思い込む。お客さんを追っかけ、お釣りを確認する。間違いはない。

手が真っ白になるまで手洗いをしないではおられない人もいる。

これらの症状を強迫性障害と呼ぶ。頭でいろいろ考え悩むのは強迫観念、実際にしつこくやってしまうのを強迫行為。

お金を払う時、お札の番号をメモせずにおられない女性がいた。ある時、そのメモ用紙を見失う。以来、あらゆるものを捨てられず、家中がごみ袋の山になる。この患者さんに、ある女医さんがかかわる。そして発見する。女性はブドウの種だけは捨てていることを。そこから少しずつ捨てる物を増やす練習をしていく。ごみの山が減っていく。

こういう治療法を行動療法と呼ぶらしい。がん末期の患者さんとのやりとりにも参考になる。行動療法の根っこには、何とかならないか、何かしてあげることはないかという、医療者の共感が必要だと知る。それがあってこそ、この療法に力が与えられる。

「なぜ人間って、大便が出るんですか」と二十三歳の女性が聞いた。便のあと、何十回もふき、使うトイレットペーパー一巻、はざら。トイレ滞在時間も一時間近い。それでも汚れてる、と思う。シャワーも一時間以上。「とらわれのない普通の生活がしたい」

どう工夫しよう。「十回ふいたら、ストップと声を出して手をたたき、終わろう」と提案した。失敗だった。温水洗浄便座にしよう、と提案してみた。「飛び散る」と彼女。押しつけは失敗のもと。互いの歩調がそろわないとうまくいかない。「温水洗浄便座、水の勢いが弱なら、ソフトでいいよ」。彼女、その気になった。お母さんにも協力を依頼した。「やってみます」と二人。

どうなるかは分からない。行動療法って試行錯誤。あれこれ工夫しているうちに道が生まれたりする。それって、何にでも共通している。

野の花に飽きず

開設のころ、どうして「野の花診療所」という名を付けたのか、と聞かれることがあった。野の花が好き、に少し理屈を付け、「患者さんも家族も私たち医療者も一輪の花」と答えた。

診療所の名前、目では間違わなくても、耳では間違いが生じた。

「菜の花診療所さんですか」「いいえ」。「のどはなって、耳鼻《じび》咽喉《いんこう》科専門のお医者さんですか」「ブー」。「野の花診療所って、園芸関係の病気、枯れかけの野の花とか治してもらえますか」「ブッブー」

「のの様病院って、宗教の方もやっておられますの」「はあ～」。慌《あわ》てて「のの様」を辞書で引くと、「神様、仏様、お日さま、お月さま、の幼児語」とあった。「お星様、お雲さま、お風さま」を付け加えてもらえば、もっと近くなるのになあと思った。

野の花診療所がスタートして二千五百日が過ぎた。その間、診療所の廊下、病室から野の花の姿が消えたことは一日もない。これはすごいことだと思う。ボランティアさんの力だ。ボランティアさんは、山の中、河原、海岸、どこへでも出かける。自然に向かって事情を話し、一礼し、許容範囲の一枝、一輪をもらって帰ってくる。ネコジャラシ、アザミ、タンポポ、シロツメクサ、レンゲ、マンテナ、ネジバナ。

病室の机に、壁に、そうっと一輪。寝たきりで天井しか見えない人には、中空につるした小さなガラスの花瓶に花を入れる。患者さんは花を見、花は患者さんを見る。

暑かった夏が終わった。あぜ道に彼岸花が並ぶのが往診中に見える。モクセイも咲く。ギンモクセイは色もにおいも静かで、病室にも似合う。ススキは河原で光を受けるのを見るに限るが、エレベーターの袖《そで》で、秋の到来を皆に告げている。

ボランティアさんは、年々、そんなありふれた花々では事済まぬようになる。見慣れぬ野の花たちを探し出す。ゴマナ、ツルボ、オケラ、コウヤボウキ、シコンノボタン、名の分からぬ野草たち。

ぼくは負けじと『原色茶花大事典』を開く。九月の欄に、月見草、三日月草、星草、天人草という名の野の花が載っていた。名に惹《ひ》かれた。

ラウンジでコーヒーを出してくれながら、ボランティアさんが壁の花の名を教えてくれた。「葉は南天、花は萩、だから南天萩」。初めて見た。

野の花を見てると飽きない。それぞれがそれぞれ。それって人でも同じ。患者さん、家族もわれわれも。あらためて思う。人も野の花か。

漁師気質《かたぎ》

言葉は不思議な生き物。生まれたり、枯れたり、冬眠したり、再生したり。七十七歳の網浜与一さんが、がんの多発性骨転移で入院となった。「痛みは?」「眠れますか?」と聞いても無言。シーン。バナナもお茶も口に入れると吐き気を誘う。拒食。日に日にやせる。「どんなだ」と奥さん。目は開けるがやはり無言。一週間たった。口が開いた。「わしゃ漁師だ。治らんなら治らんで、なぶらずに、とっとと終わりにしてくれー!」

続きがあった。「家内に、うら(私)の両親の最期《さいご》の面倒を見てもらった。うらの始末まで頼むわけいかん。先生、頼む」とぼくの手を取った。グローブみたいな手だった。その後、再び無言。シーン。

息子が言った。「入院前に、おやじの『幸福丸』、処分しました」。分身である幸福丸の処分は網浜さんが心の支えを失う一因になったと想像する。

二週間たった。無言でシーン。病室で奥さんに昔話を聞く。朝、港に船が帰ってくると、家族総出で、とれた魚を背負ったり、リヤカーに載せて坂の上の漁協の市場に運ぶ。

「三月はイワシです。ようとれて、トロ箱五十箱、百箱って、すごかった」

奥さん、疲れを忘れ、目が輝く。「五月はトビウオが大漁。六月はシロイカ、これがおいしい。七月は、えーと七月、何だったいな」と言ったとき、無言の網浜さんの口が開いた。「キスとタイだ」「そうだった。父ちゃん、聞いとったんか」

ほかに、アジ、サバ、ヒラメ、メイタガレイ、アカイカ、ツノジをとった、と。ツノジって何だろう。

四週間たった。青い海を見せたいと家族。よしっ、即決行となった。車で三十分。魚見台で広く見渡せる日本海を眺めた。かつての仕事場、人生の舞台。家に着くと、網浜さんが昔話を始めた。楽しい思い出の中に事故の話もあった。ロープで両中指を落としたことと、網を引き揚げるウインチに巻き込まれ死にかけたこと。その事故で死んだ仲間があることなど、話は止まらなかった。

六週間たった。衰弱が進んだ。「どうですか」と尋ねた。「体の力がのうなると、気も弱うなる」「奥さんに疲れ直しに帰ってもらっていいですか？」「うらひとりだと寂しい。おってほしい」「こんなわしでもええだか？」と奥さん。「おまえがおってごすのが一番の薬だ」と漁師、涙声になる。「そうまで言ってごして、あんたあ、ありがとう」と奥さんも涙声。シーンとしていた病室に、ありがたい言葉のやりとりが生まれていった。

I《アイ》ターン

鳥取を知る人は少ない。そこが鳥取のいい点だとぼくは思う。でも中には、人生の最後を鳥取で過ごそうとする人もある。ようこそ、ようこそ。

故郷が大阪の八十八歳の大山正治さん、四年前に温泉が好きな奥さんと「貝殻節」で有名な浜村に家を建てた。Iターン。

残念なことに、大山さん、がんの末期となり、診療所に入院された。一人娘は国際結婚でドイツ在住。「最期は見てあげたい」と三カ月ビザで帰国した。「あの娘は、フランス語もドイツ語も英語もできる」と誇らしげだった。「娘さん、好き？」と聞いてみた。大山さん、うなずいた。

夜中の病棟に咳《せき》が響く。がんは進行し、肺炎を併発した。毎日、家族が付き添うのは難しい。大山さん、孤軍奮闘する。看護師、背をさする。手製のかき氷を口に運ぶ。次の日、咳はおさまり、看護師、昔のことを聞く。三人でヨーロッパをキャンピングカーで走った日の思い出。「すごーい」と歓声。別の日、口臭強く、看護師、好きだったウイスキーで口腔《こうくう》ケアに挑む。病状進行し、大山さん、寝たきりに。

鎮静剤の使用を相談した。皆が承知し、娘さんが本人の耳元で聞いた。「まだ早い！」と一喝。鎮静剤は延期となった。痰《たん》がゴロゴロ。連日の泊まり込みの看病で、娘さんも疲れ気味。受け持ちナースが丁寧に対応。娘さんに安心が戻った。

一カ月たった。脈は弱くなり、下顎《かがく》呼吸が始まった。老老介護の奥さんは不自由。娘さんはドイツ在住、別れの時に二人が大山さんの傍らにいるなんて無理と思っていたのに、二人はベッドサイドに。奇跡だ。

奥さんが言った。「仕事済むと、大阪のウイスキーバーを何軒もはしごで午前さま。そっちが本業みたいな人でしたよ」。娘さんも話した。「こちらに来て、母とバイク二人乗りして、海辺へ行き、キス釣ってました。釣ったらてんぷら。いい生活でしたね」

話しているうちに脈が消え、呼吸も止まった。皆がウイスキーでお別れをした。その香りがプーンと病室に漂った。

葬儀屋さんが来た。玄関先で娘さんが一礼。

「ここ、よかったです。看護師さん、皆さん独特でバラバラで、いやいい意味で。それぞれ自分の個性的なケアで。ほんとよかった」

やあ、最高の褒め言葉だ。「ドイツに帰ったら、日本の鳥取にすてきな診療所あるって、宣伝します」。奥さんも笑った。「ドイツで宣伝されてもなあ」ブッブツとぼく。

モクセイの香り漂う秋晴れの日曜の午後、集まった職員で大山さんを見送った。

いのちの糸

人は自分の意志で死んだり生きたり、できるのだろうか。

病院の勤務医だったころ、「私は死にませんから」と言う胃がん末期の七十代の男性に出会った。ある宗教の信者で、特別な修行を済ませ、教祖から「おまえは死なない」という資格を与えられた、ということだった。

「肺がんの患者さんの前で祈るでしょ、するとその人の肺がんは消え、私が肺がんになるんです」「だから私の中には、子宮がんも前立腺《ぜんりつせん》がんも胃がんもあるんです」

どうしよう、と思った。本当のがん末期の人で死ななかった人はいなかった。初めて出会う死なない患者さんか。いやそんなことより、死が来た時、本人や家族がその死を受け入れてくださるのかどうか。

死は来た。「息を引き取られました」と告げた。一瞬、緊迫した気配を感じた。「ありがとうございました」と家族。ほっとした。もう二十年近く前のことになる。

夢田トミさんは先月亡《な》くなった九十二歳の肺がんの患者さん。入院中、簡易胸膜癒《ゆ》着《ちゃく》術が効いて、血性胸水は抜かずに済むようになった。「ほんとに、楽です」。穏やかな口調。長年、町通りで小さな文房具店を開いてこられた。

「先生、どうせ駄目でしょ。自分で分かります。二つしておきたいことがあります」「ひとつは?」「ひとつは家に帰って寝てみたい」「ふたつは?」「長男に会ってみたい」

長男は東京で、外国映画の日本語の吹き替えをする声優さんらしい。忙しくてトミさんに会いに来る時間がない。

十月に入って外泊は実現した。受け持ちナースが同行。酸素の手配も万全。病室より元気な顔、大好きな猫も寄ってきた。居心地よく、二泊に延長。外泊から帰って数日後、「先生、息子、十一日に帰ってきます。だから私も、十一日で終わりにしましょう」。

終わりにするって何だろう。

十一日、息子さんが帰ってきた。ほんとにいい声だった。「先生、これでもういいです」とトミさん。ぼくは息子さんと、ずっと世話をしてきた娘さんに話した。「生命はまだ息づいています。自然に任せたいと思います」。二人は承知された。見事な、静かな死。二日後の十三日、トミさん、スーと二人の前で息を引き取った。お別れ会で息子さん「私が帰れば母は逝《い》く、と思ってました」と涙声で語った。

人は意志で作られた生きる糸を持っていて、その糸をそっと放すと、さっと死へと着陸する、のかと思った。

初めての個展

「先生、私、個展開ける？」と朝子さん。「開けるよ」とぼく。「やってみたい気持ちあるんだけど、その日まで生きてるかなあ」。「大丈夫」とぼく。

朝子さんは野の花診療所のボランティアさんで、我々を陰日なたで支えてきた大切な人。山野草大好き、人間大好き、紅茶が大好き、そして絵が大好き。

一年前、病気になった。総合病院で治療をしてもらった。「痛いね、あの処置。言われたよ主治医に、あと一年かなあ、って。ま、仕方ないか、その時はその時」。

正面から事に向き合う姿、立派だと思った。ぼくにはマネができない。

「先生ね、この病院にもいい看護婦さんいる。スカウトしとくね」「頼むよ」と笑い合った。

看護師さんは来なかったが、一年は無事に過ぎた。しばらくして腹痛が始まった。汗が出た。疼痛《とうつう》コントロールが必要になった。痛みが落ち着き、ヤレヤレ。

「先生、私、息子の結婚式、出られますか？　ぜひとも出たいんです」

結婚式の日取りが決まって大喜び。でも、体調やや悪しだったが、思い切って「大丈夫」と答えた。

式の最後に朝子さんのご主人が「ここにこうして二人で立ってることが奇跡に思えます」と胸をつまらせながら挨拶《あいさつ》され、息子夫婦の旅立ちを祝福されたと、参加者から聞いた。ご主人は日ごろ、「あの人はすごい」と朝子さんをたたえる。そういうご主人に敬意を覚える。

結婚式のあと腹痛再び出現。入院。新たなる除痛法を開始。効果あり、痛み減り、朝子さん復活。起き上がり小法師《こぼし》さんみたいだった。病室で好きな野花の絵をかきながら、冒頭のせりふとなった。

やると決まると動きは早い。会場が決まった。ぼくらが二十年前にセミナーハウスとして建てた「こぶし館」。仲間たちが絵を次々と搬入。日曜の夜、準備中の「こぶし館」に侵入してみた。百号の絵が何枚も壁にかかっていた。朝子さん、大作を描いていたんだ。アンティーク・ドールが多く登場していた。

別の日、「なぜ、人形?」って聞いてみた。「人形ってかわいいし、不気味で怖いでしょ。私すごく惹かれるの」「自分って大事でしょ。私、自分の証明を求めて、絵をかいてたんでしょうね」

彼女は真っすぐに生き、今、自分の歩んだ道をゆっくり振り返っているように思える。

「絵を見てもらえたらうれしいし、知らない人に会えるのもうれしい」

痛みを抱えても、心にわき立つ力を秘めてる彼女を見てると、絵の中の人形とどこか重なっていく。

手のひら

回診をする。手を取る。脈を診ることもあるが、ただ手を握る。「先生、助けてつかんせえ」と言ってギュッと握る人もある。「先生、もう楽に、頼みます」と言う人もある。こちらもギュッと握り返す。言葉でないものの方が伝える力を隠し持つ。手や手のひらは、大切な気持ちを伝え、伝え合う。

昔、農家の女性だった人の手は小さくても骨がしっかりして、少し曲がっている。長い闘病で体重が半分になった人は、手も半分の重さになっている。脳卒中のあと拘縮した人の手のひらは拘縮した指が樹林のように立って、触れにくい。薬の副作用で皮膚がめくれた人もある。尿量が減って手がむくんでみずみずしくなることもあるし、逆に、末期に脱水が加わると手のひらがカサカサになる。

「あとひと月、生きられますか？」と問うご婦人の手のひらには、今のところ、確かな生命の手触りがする。

手を見る。手がつめと皮膚としわと、骨と腱《けん》と肉とでできているのに気付く。指は指の、骨は骨の、げんこつはげんこつの、肉は肉の役目があるのに気付く。手のひらにも手のひらの大きな役目があるんだ、と気付く。

人が亡くなっていく。その人にどんな言葉を語るのがいいのだろう。「がんばったね」「忘れないよ」「ありがとう」。聴覚は最後まで残る、と言われている。ほんとかどうかは知らない。知る必要もない。すべてが最後まで残る、でいいと思う。

「お母さんの息子であること、誇りだよ」「空見てるから見ててね」。自分の心に湧《わ》いたほんとの気持ちをできるだけ多く語りかけてあげてほしい。

私たち日本人、恥ずかしがりやさんなのだろう、旅立ちをする人の前で言葉を失いやすい。

友人から、亡くなっていくお母さんの手のひらに、ゆっくりと大きな丸を描いた、という娘さんの話を聞き、心に残った。これはいい話だと思った。聴覚だけでなく、触覚も最後まで残るに違いない。死の時も、言葉でないものが大切な気持ちを伝えていく。

先日、映画「おくりびと」（滝田洋二郎監督）を見た。納棺師の仕事を通して、人生や死を描く秀作だった。家族を捨て蒸発した父の死に若い納棺師が最後に立ち会う。硬くなった父の手のひらを開くと、小さな丸い石ころが出てくる。子どものころ、父と河原で遊んだ時の思い出の丸い石。冷たく硬くなった所に、温かいものが握られていた。

手のひらの持つ深さをあらためて教えられた。

老い　いろいろ

老いのさまざまな姿が急速に浮かび上がってきている。四組の夫婦を紹介させてもらう。年齢は共に九十歳前後。

一組目。男性は多発性骨髄腫とアルツハイマー病。妻はパーキンソン病で、薬が切れると体は動かなくなる。心の病気を持つ息子さんが世話をしていたが、がんとなり専門病院へ入院した。生活が成り立たず、二人はぼくらの診療所に入院。夜、男性、行方不明。隣の病室のトイレに無断で侵入。その部屋のおばあさん、「助けてえー、お金で勘弁を！」と叫んだ。かと思うと男性、昼は妻を車椅子《くるまいす》に乗せ、散歩。今後どうすべきか。

二組目。京都から、子どもとけんかをし縁を切って故郷の鳥取に帰ってきた夫婦。

帰郷と同時に、男性の転移性脳腫瘍《のうしゅよう》が判明。しばらくすると脳梗塞と認知症で這《は》うのがやっとだった妻の梅野さん、食べ物で窒息。処置室で一命を取り留めた。六カ月後、男性の病状進行。夫婦で入院に。一カ月後、男性他界。娘さん「また迎えに来ます」。枕元《まくらもと》の夫の遺影を見て泣く梅野さん。ナース、肩を抱く。翌朝、「この人誰だ？」と梅野さん。皆が、「あれー」。迎えが来た。分かってるのか分かってないのか、梅野さん泣きながら故郷を去った。

三組目。失明状態の男性、全身痛を訴える。老老介護も限界。娘のいる鳥取へ。ステロイドで痛みは落ち着いてきたが、時折、怒鳴るような大声が出た。ナースもしかられた。医者には一目置いていた。長い入院となった。「どうしましょう」と娘さん。予約している老人施設、まだ順番がこない。「どうしよう」。と、ある日、男性、突然、胸内苦悶《くもん》と同時に下顎呼吸。挿管し心マッサージをした。娘さん、「これでいいですので、ありがとうございました」。ぼくもこれでよかった、と思う。

四番目。在宅で過ごしていた、ともに認知症のご夫婦。妻、良江さんの徘徊《はいかい》をきっかけに二人で施設へ入所。入所後、二人に身体病が発生。男性、脱水症。良江さん、大動脈瘤《だいどうみゃくりゅう》破裂で緊急手術。二人は別々に暮らすことになった。自由奔放な明るさが男性から消失した。男性、腎盂炎《じんうえん》で、先日の日曜日に診療所に入院となった。「良江もここに呼びましょう。一緒がいい。夫婦別々はいけん」。分かっている時もあるんだと知る。

老人保健施設もあふれんばかりの老いを抱え、大変だと思う。どうしよう、この老いの群れを。いろいろな老い、一律に対応せず、いろいろをいろいろのまま、どう結実させればいいのだろう。

伝書鳩《でんしょばと》

十一月の日曜日の2号室。「先生、腕細くなって、こんなに上がる」。八十歳の小森ミチさんの目に涙が光る。「動かなかった指、細くなって、ぐーちょきぱーできる」。動きはわずか。でも入院の日を思うと奇跡的な動き。がんが皮膚に転移しているのに、これだけの効果が上がるとは、誰も予想しなかった。

リンパ浮腫《ふしゅ》。乳がんや子宮がんの術後に、何かをきっかけに、手や足が大きく腫《は》れ、皮膚が硬くなる浮腫。腫れた手足を器械に入れ加圧する治療法があったが効果なく、医療者も患者さんも頭を抱えてきた。十年くらい前から、皮膚をさすってリンパの道をつくるマッサージ法と、特殊な包帯を巻くバンテージ法が日本でも普及してきた。

ぼくらの診療所を訪ねる人も多い。

本来は、がんの手術でがんは治ったが、リンパ浮腫を生じた人を治療の対象とする。がんが再発したために生じているリンパ浮腫は治療対象外。どうしてなんだろう、と思う。大切な緩和ケアの一つの技法にならないかと試行錯誤中。小森さんは十五年前、六十五歳で乳がんの手術を受け、五年前に皮膚転移を生じている。看護師たちが工夫を重ね、小森さんの難しい浮腫に取り組んだ。

「動物の子が母親の後をくっついていく姿、私あの心境です。看護婦さんが、私の母親です」と次の涙が光った。

穏やかな顔だが、人生は苦難に満ちている。六十年前、二歳の男の子とおなかに九カ月の赤ん坊を抱えているとき、ご主人が急死。急性心筋梗塞《しんきんこうそく》。人生は一転。女手一つで三人が生き、食べていくために、働きばちになった。「昼のサイレン、すぐに市場に走り、買い物」「夕方のサイレンで、工場を片付け、急いで家に帰って、まるで伝書鳩でした」

娘に語る教えが三つある。一つ、真心を持つ。一つ、尽くす。一つ、感謝する。

「先生、私、悩みあります。頭の真ん中に、がんという字がくっついて離れません」

小森さんは気持ちを隠さず話す。ぼくは答える。

「がんを豆にしてパクッと食べて」

「そんなんだったら私、がんを柿《かき》の種にしてペッと飛ばしたります」

病室にいた娘さん、笑う。「母はほんと、父親だったり、母親だったり、すごい人」

「いや、すごい人は看護婦さんだが。ありがたい―」小森さん、また涙が光る。

「いや、小森さんのその思いで看護婦さんは支えられる。ありがたい―はこっち。すごいよ」

すると即座に返ってきた。「先生、私は平民!」。その言葉に圧倒された。

父の思い出

「オーイオーイ」。7号室から大声が上がる。

六十五歳のがん末期の男性、体は動かない。二人の娘さんに参加してもらって、詰め所の円卓を囲んで、今後のことを考えるカンファレンスが開かれた。「両肺の転移巣が広範囲で、痰《たん》による窒息の心配もあります。余命は、週単位かな、と思います」と主治医。「いろんな要求がひっきりなしに出て、聞いてもらえないと私たちにも手が上がります」とナース。「すみません。家にいた時、私たちも手を焼きました。起こせ、外に出る、たばこ吸う、消せ、帰るぞ、寝させろって。それを何度も、夜中も」「オーイオーイ」とカンファレンスの間にも声は響く。困ったなあ、と皆が思う。長女の顔を見ながら思い出した。夜遅くまで不穏な状態が続き、見るに見かねて「楽にしてやってください」と主治医に依頼した長女が、翌日には「もう一度、父の声が聞きたいので」と頼み込んでいたことを。

次女は「私も、あれせえこれせえと手とあごで指図《さしず》する父を見て、もう限界だと思って、眠る注射してもらおうと何度も思って、でもちょっと後悔もしました」と語った。皆の心が揺れ動く。

男性は家に帰ることを望んだ。二回の外泊は実現した。長女も次女も幼子があり、共働き。終日の父親の看病は難しい。「父もわがままですが、私たちもわがまま言ってすみません」と二人。「わがままは言ってくださっていいんです。それを受けるのが私たちの仕事です」と言ってみたものの、臨床はきれいごとですまないのは百も承知。「お父さんっていい人、という思い出ありますか」と聞いてみた。長女は答えた。

「いろいろあります。父は長い間、観光バスの運転手でした。運転手って威張ってる人と思ってたのに、道路に降りて、お客さん一人一人に頭を下げてる父の姿を、たまたま通りかかった時、見たんです。ああして私たちを育ててくれたんだ、すごい人なんだって、その時思いました」

　次女も答えた。「父は十年前に離婚しました。いつ、洗濯や食事のことを姉や私に押しつけてくるんかなって思ってました。十年間、一度も何も言わず、すべて一人で黙々とやってました」

　二人の顔に涙が流れた。娘たちが語った光景が目の前に浮かんだ。円卓を囲むわれわれもジーンときた。力になろう、助けねばなるまいと思った。

「オーイオーイ」。7号室から大声が上がった。同じ声なのに違って聞こえた、なぜか。

黒い心

　医療者を「白衣の天使」とか「赤ひげ」と定義するのは難しくなった。いずれも瀕《ひん》死語《しご》。激務、人員不足という指摘が大勢となった。医療者は「白衣の労働者」と定義する傾向にあるようだ。

ある朝の申し送りである。当直ナースのAさんが夜中の出来事を報告する。三日前に入院した八十歳女性の難病のKさんについて。

「びっくりしました。入院時と全然違って穏やかないい顔されて。夜中眠られ、早朝に起きられました」「モゴモゴされたので、ボールペンとメモ用紙を持っていきました。ミミズのような字で、『息が楽になった、ありがとう。声が出ないのがつらい』と書かれ、よかったと思いました」

Kさん、三十年以上の闘病、十年近くの寝たきり。呼吸不全、心不全を繰り返し、入退院を繰り返す。Aナース、なぜか暗い顔になった。「入院された時は意識なく、呼吸は浅く促迫し、全身紫色で、何もしないでこのままの方が……って思ってしまいました」

ぼくも同じだった。呼吸器の使用を迷った。「女房、限界でしょ。わしも限界です。いいにしましょう」とご主人。

Kさんは下顎《かがく》呼吸を始めていた。血中の酸素は正常の三分の一。炭酸ガスは正常の三倍。炭酸ガス・ナルコーシスという状態、いつでも呼吸は止まりうる。迷った揚げ句、決心してご主人に言った。「呼吸器つけてみましょう、三日間だけ。効果なければ、限界としましょう」。ご主人、承知された。幸い、呼吸器と利尿剤は奏功した。

Aナースは暗い顔のまま続けた。「別のことが頭をよぎりました。回復されたら、また頻回のナースコールに、たくさんの苦情、どうしようって」

Kさんの苦情は有名だった。枕の位置、布団《ふとん》の重さを細かく要求された。室温は冬でも十八度が譲れぬ希望だった。ナースを褒めたたえても、翌日は地に落とすくらいの批判。以前の病院のナースと比較もした。医者も。ナースが思うようにならない時、助手さんに指示した。Aナース、「私、黒い心だったなあって反省した夜でした」。「えっ?」「いやいやー」「うーん」、聞いていたスタッフ、笑ったり、考え込んだり、うなったり。「黒い心」は皆の心に響いた。司会者がまとめた。「黒い心は、きっとAさんだけではなかったように思います」

大切な申し送りだった。私たち医療者は白い心ばかりではない。もちろん黒ばかりでもない。医療者を、白から黒、黒から白へとさまよう「白衣の人間」と定義したい。

町の水車小屋

日本の政治は行く先を失っているらしい。誰もこの国の舵《かじ》を取れぬらしい。政治のことだけではない気がする。教育だって、医療も経済も環境も、方向を失い、ただ海の上を浮遊し、えたいの知れぬ潮に流されている。不安の波をかぶり、国民の要求は年々大きくなる。政治家は国民が怖いので、海図を出せぬまま、ご機嫌伺いに忙しい。日本人が年々失っているものは、「慎む」や「あきらめる」という言葉ではないかと思う。それらの言葉を失って、幸せで豊かで面白そうにしているかと言えば、自信なさげに、ただ存在しているだけと映る。

初冬、わずかな紅葉が枝々に残る裏山を散歩しながら考えた。お上にしてもらうことばかり考えるのではなく、国民一人一人が、他への力になることをする方法はないだろうか。ふと思いついた、妄想みたいなもの。

日本中に水車小屋（風力小屋でもいい）のようなものを造る。その小屋に入ると、自転車のペダルのようなものがあり、それを踏む。手で動かすレバーのようなものもある。その作業をすると、穀物の収穫につながることになったり、電力が生じて蓄えられたりする。妄想だから、具体的なことは今は不明。

どこに造るか。手軽に顔を出せる所がいい。公衆トイレ並みか、いや、小学校の校庭の一角はどうだろう。ゲートボールをしていた老人も、帰りにちょっと立ち寄ってくれるとうれしい。校庭では夜が困るか。夜一時間でも水車か風車を回してくれる人を大切にしなければならない。そうなるとコンビニだ。この国のコンビニ総数は相当なもの。そこに、ペダルやレバーのある不思議な装置があるのはどうだろう。

いやいやながら作業するのは続かない。快適で、明るく、楽しくなくてはいけない。週に一回、一時間くらいできたら、全体としては大きな力だ。老人保健施設やホスピスにあるのも面白そうだ。お世話になるばかりと思っていた人たちが、他人の力になりたいと水車小屋でペダルを踏む光景には未来がある。学校だって、保健室登校が精いっぱいの生徒たちが、水車小屋登校に面白さを覚える。過労気味の会社人間も、休日の午後の一時間、小屋で身体《からだ》を使う。

発生したエネルギーは国際的貧困地域や国内の援助を求める人たちへ送られる。

小屋の名は住民が決める。他人（他国）の中に自分（自国）はあり、自分の中に他人はあり、という意味で「他自他自堂」か「自他自他庵」はどうだろう。

響き、悪いな、いまいち。妄想だ。

地球の文化

去年もいろいろな出来事に出会った。人間の秘め持つ底力、深い家族愛、またその反対のものにも出会った。ぼくたちは均一さを求められる管理社会に生きている。でも、臨床で働いていると、人々は均一ではあり得ず、多様性の中を生きる存在という手触りがあって、ありがたい。

動物学者の日高敏隆《としたか》さんが、人間は生物の進化の先端物か？と問うている。アメーバから植物、さらにクラゲやイソギンチャク、魚類、昆虫、鳥類そして哺乳類《ほにゅうるい》、その中の人類は今までの生物を踏み越えて存在しているのか？と。もしそうなら、アメーバもクラゲも鳥も絶滅して地球から消え、地球は人類だけとなっていいはずなのに、そうでないのはなぜか、と。日高さんは、人類も動物の一種と考え、各種の動物には動物の文化というものがある、と著書『動物という文化』に書く。教えられるところが多い。

近代社会は、危機管理の点からも統一性やマニュアル、ガイドラインが求められる。不正や偽造が横行するため、正しさが強く求められる。戦後教育も一貫して、問いには正しい答えと間違った答えの二つしかないという指導をしてきた。そろそろ、正しさとか、一つの考えだけを認めるという呪縛《じゅばく》から、するっと抜け出さねばならない時を迎えているように思う。多様な考え方、生き方を認め合うということ。

臨床も、場合によって、正しい答えは一つ、と決めつけてしまいそうな場面に遭遇する。がんや余命を本人に知ってもらうかどうか。人間は極端な事実を聞いても、そのことに立ち向かう力を秘め持つのも確かだ。でも、聞かずに、気配察知のみで、知らぬふりして生きるのも一つの文化。

病気に対して、近代医療を駆使、とことん闘うのも一つ。ある時点ですべてを放り、病気も自分の中の自然と認めて受け入れ、要所要所の対処だけを依頼して生きるのも一つ。老いて認知症となり、施設で過ごすのも一つ。住み慣れた家で社会支援に支えられ、ある朝、一人で息を引き取る、それも一つの文化。

これが正しい医療、正しい病人、正しい家族、というものはない。正しい生活、正しい老い、これが正しい死、なんてない。みんなどれでも自由。

人間は動物より上位だという学者に日高さんは言った。「ええ、人間は正義の戦争もしますし」

矛盾に満ちた人間の姿を心の隅に置き、今年もさまざまな人や家族や出来事に出会い、宇宙に浮かぶ地球の文化を見つめていきたい。

広ーい空、青ーい海

十二月の土曜の午前、谷を往診で走っていると携帯が鳴った。県外の患者さんからだった。「青星です。息が苦しくなって、今まで家で頑張ってたんですが」名前が珍しく、その人を覚えていた。真夏日のころ、診療所に来た五十歳の女性。進行がんで胸水がたまっていた。「見学に来てみました。また来ます」と言って帰って行かれた。

「はいはい、入院の用意をして、すぐにどうぞ」「はい、午後に参ります」

青星さん夫婦は三時すぎに到着。クリスマス会を抜け出して、診察した。呼吸は浅く速い。座ってるのがやっと。すぐにCTを撮った。胸水は夏の時より著しく増加し、右肺は真っ白。腹水も多量。外来の処置室で、頻回の咳《せき》の中、点滴ラインを首の静脈に挿入した。

「よく頑張ってこられましたね」と言うと、「二週間前から体が動かず、とうとうSOS出しちゃいました」と青星さん。「早く受診しようと言ったんですよ」とご主人。

下半身に強い浮腫《ふしゅ》あり、座位のままで腹水穿刺《せんし》を開始した。病室を出て他の病室を回っていると、「先生、三千cc出ました」とナースに呼ばれた。穿刺針を抜きに病室に入ると、ご両親がちょこんと椅子《いす》に座っていた。「初めまして」「初めまして」。同乗して来られたのかと思ったら、違っていた。

「両親には病気のことは秘密でした」とご主人。

娘のことが心配なのに、娘からはなしのつぶてのご両親、たまたま娘の車が町を走っているのを見つけ、県外から尾行し、診療所にたどり着いた。駐車場で待っていたが娘は現れず、恐る恐る建物に侵入、そのまま探し当てた病室に侵入。「あっ、あっ」、病室で両夫婦がびっくり仰天。「がん」を青星さんが、その時初めて両親に白状した。

翌日は冬至《とうじ》。何日も風呂《ふろ》に入っておられないので、この日、べっぴん姿を取り戻そうとたくらんだが、咳と呼吸苦が強く、断念。臨床は思うように進まぬことしきり。

夕方、胸水穿刺をした。血性胸水。穿刺を受けながら青星さんが自戒する。

「夏からはこの病気で職場休んだでしょ。初めてゆったり流れる時間を知りました。

朝から夜更《よふ》けまで働きづめでしたから」

わが身を考えドキンとなる。

「主人と海に行ったんです。空ってこんなに広ーいんだあ、海ってこんなに青ーいんだあ。何十年も忘れてました」

穿刺液が千ccになると咳が強くなった。しばらくして咳は落ち着き、「明日、一日遅れの冬至のゆず湯、楽しみます」。青星さん、いい顔だった。

忍者ハットリくん

ラウンジでピアノ曲が流れる。久しぶり、と思って足が向いた。

カウンターに二人の先客があった。七十歳の乳がん末期の服部波子さんのお孫さんで、小五の一平君と小三の奈美ちゃん。ボランティアさんが出してくれた紅茶とクッキーを前に、じゃれ合っていた。

「宿題は?」と聞くと「すんだ!」と元気な明るい声。でも二人、波子さんの病室では神妙な顔。「おばあちゃん、呼んでも返事せん」と暗い声。

二人にとって波子さんは、おばあちゃんでもあり、お母さんでもある。一平君が二歳、奈美ちゃんがゼロ歳の時、ほんとのお母さんが病死。四十九日の日にお父さん、他界。以来、波子さんが母親代わりになり、二人を育てた。三年後、こともあろうに、波子さん自身が乳がんとなる。そんなこと構わず、波子さん、黙々と育児を続けた。

診療所に入院した二カ月前から、二人は学校と診療所の掛け持ち生活になった。泊まり込みの日も続いた。尿が出ず、波子さんの血圧は下がった。死が近づいた。小学生に大切な人の死が近づいていることを受け止めることができるか、と迷ったが、二人の自然児のようなしぐさに誘われ、つい、言葉があふれた。

「おばあちゃん、もうすぐ亡《な》くなる。でも、亡くなっても星や木や草になって、二人を見守ってくれると思う」

二人は泣かない。慌《あわ》てない。真っすぐに、澄んだ目で見つめ返す。

「何か聞きたいことは？」「いえ、ないです」と一平君、澄んだ声で答え、妹の手を取って病室に走った。

下顎呼吸が始まった。脈が触れない。親類の人たちが駆けつけて、病室はいっぱいになった。いよいよの時が来た。「おばちゃん、息してー」「おかあさーん」「おばあちゃん、おばあちゃん！」。泣きじゃくりながら、二人は波子さんの手をしっかり握っていた。

死化粧が始まると、二人は枕《まくら》やいすを片付け、ラウンジでかき氷を作って食べていた。葬儀屋さんが迎えに来ると、波子さんが乗ったストレッチャーの前方の引っ張り役を買って出た。次は霊柩車《れいきゅうしゃ》の波子さんの横の席に二人で忍び込んで座った。

小学生に死はどう映るのだろう。藤子不二雄Ⓐさんの「忍者ハットリくん」のようにくるくる変わる二人。分かっていないかのようで分かっている。大切なことのすべてを、子どもたちは身体と心をレーダーとし、察知し、承知している。澄んだ目がそう教える。

服部波子さんの死で荒海に泳ぎ出た二人を、私たちはどう支えられよう。

厨房《ちゅうぼう》ネットワーク

日本の看護の礎《いしずえ》の一人、寺本松野さん（故人）の言葉に「看護婦は、毎日新たなものを作り出していく料理人のようなものである」がある。大好きな言葉だ。市場《いちば》で新鮮な素材を選ぶように準備してから患者さんにかかわろう、患者さん一人一人の好みに合わせたこまやかな工夫をしよう、とも受け取れる。看護（ケア）は病室だけにあるのではない、型にはまったことだけをやっていればいいのではない、と諭される気もする。

逆にも読んでみた。料理人はケアの実践者だ、と。そう思う。入院して一山越え、病状が落ち着く。楽しみは三度の食事ということにもなる。厨房の料理人の腕の方が、医者の腕より大切、ということにもなる。

2号室の宮野鉄さんは、がんの骨転移で動けない。ありがたいことに食欲はある。二日に一回、大好きな丼物《どんぶりもの》を注文する。親子丼《どん》、カツ丼、きつね丼、うな丼、他人丼。かつかつと食べ、最後は顔が天井を向き、丼が床を向く。ナースが「いかがでした?」と聞く。「おいしかった!」と返ってくる。ナースが厨房に「大満足!」と伝言。厨房さん「よかった」と笑顔。

診療所には時々農作物が届けられる。「とれたてのサトイモ」と、腰痛にもめげず、政市さんの奥さんが厨房の戸をたたく。政市さんは大の医者嫌いで、家で亡くなった。膀胱《ぼうこう》がんで、畑に囲まれた家で過ごした九十歳の農夫の弥平さんが届けてくれた白ネギとブロッコリーは格別だった。あんな味を作れる技は何だろう。肺がんの連れ合いを家で看《み》続《つづ》けた村井のばあさまの無農薬栽培のトマトは「これがトマトだァー」という味。その手作りトマトケチャップも抜群で、大人気だった。

糖尿病なのに大きな弁当箱いっぱいのおはぎを食べていた前川さん、の奥さん。一人になってからも、畑で実ったナスにキュウリに白菜を段ボールに詰めて送ってくださる。県外の団塊世代からも、ユズ、島で作ったショウガ、庭でとれたミョウガなどが送られてくる。

ぼくは夢想する。いろんな所から手作り農作物の余り物が届く。蚕豆《そらまめ》だと、患者さんがラウンジで莢《さや》を手でむく。大根の皮は包丁でむく。患者さんが「ゆでた蚕豆一皿」「大根おろし一丁」と注文する。厨房の料理人が「はいいらっしゃい」と腕を振るう。

収穫する人、料理する人、食べる人、見守る人、皆が互いに手を取って、「はいいらっしゃい」。

医療もケアも本来、「はいいらっしゃい」なものだろう、ねえ、寺本松野さん。

天河

診療所に手紙が届いた。水本宏さん。誰？

手紙に、本名ではないと書いてある。年齢は六十歳、妻と子ども二人とある。ハンセン病だったので、十年間、熊本の国立療養所、菊池恵楓園《けいふうえん》に入所していたことがあるとも書いてある。今は関東でトラックのドライバーをしている、って。やあ、うれしい、とそこで心が動いた。

ハンセン病って、ほんとは微力な菌による感染症の一つ。にもかかわらず、大きな偏見によって病気が犯罪であるかのように扱われてしまった。今でも、社会に戻っている人は少ない。心身に何かを抱えた人が、普通に普通の社会に暮らしているって、大切なことだ。トラックの運転手、いいぞ。

ぼくがハンセン病に出会ったのは、高校二年生の国語の授業でだった。担当の教師が大きな声で「幼くて　癩《らい》病むいわれ　問いつめて　母を泣かせし　夜の天の川」と詠《よ》んだ。教室はシーンとした。こんな悲しみ、あるんだー、と思った。

大学生になって、瀬戸内海にあるハンセン病の診療所に通うようになる。多くの人たちと会う。「学生の言うことは信じられん」と言った権さんや、「ハンセン病の終生隔離を支えた大きな柱の一つ、それは国民の無関心」と言った島田さん。二人とも亡くなったが、忘れられない語録だ。

手紙の主の水本さんは、菊池恵楓園の自治会機関紙に、読書日記風な文章や身辺雑記的なことを連載でつづっていた。ある号に、前立腺《ぜんりつせん》がんの疑いあり、大学病院に精密検査に行ったとあった。「眠れない。親は見届けねばならぬ、情で結ばれている妻はどうなるか」。一週間後、結果説明。「がんですね」。次の号には、手術は無事に済んだようで、「退院。ひとまず生還！」とあった。自身の心理描写が秀逸だ。

その次の号を読みながら、目が止まった。高二の国語の授業で知ったあの短歌について書かれてあった。

——東京、多磨全生園《たまぜんしょうえん》の図書館で柿色《かきいろ》の歌集「天河」を手にすると「幼くて——」を発見し、思わず涙が出た。作者は瀧田十和男、大正十三年生まれ。歌集冒頭の作品は「父病むが科《と》があるごとく罵《ののし》られ　川べりに濁り笹船《ささぶね》ながす」。作者は自分と同じく、父とともに十三歳で入園している——

ぼくがハンセン病と出会うことにつながる短歌について、自身も同病の経験を持つ人から、その作者のことを教えてもらった。水本さんの文章は温かく深みがある。同時代を呼応して生きる一人として、襟を正さねば、と思った。

ひとり

大雪が続き、鳥取の町は白く覆《おお》われた。

大寒が近い日曜日、六十一歳の一人暮らしの患者さんをアパートに迎えに行った。肺がんで血痰《けったん》が出て、動くと息切れがして、スーパーにも行けない。訪問ナースが、好物のたくあんと梅干しを届けたりしたが、食べられない。「もう限界」と本人も言い、皆で、入院することを決めた。

男性は十年前、ぼくが勤務医だった時、治らぬ風邪で紹介になり、気管支ファイバーで肺がんと分かった。「手術はせん。働かんと金がない」と言い、放射線治療と内服の抗がん剤で済ませてきたのに、十年間、無事に生き延びた。

もう、帰ってくることもないかもしれない、がらんとしたアパートに、男性は鍵《かぎ》をかけた。荷物は手提げの紙袋二つとボストンバッグ一つ。雪道を診療所に向かって出発した。男性はダンプの元運転手。不況で収入は激減し、とうとう生活保護を受けることになった。

「入院のこと、家族は知ってる？」と聞くと、「いや、誰も」。十二年前に離婚、三人の子どものうち、長女とだけたまに連絡する。

「付き添いが要る時、どうしますか？」

「わし、ひとりで死にます。看護婦さんがおってくれたら、言うことない」

千代川《せんだいがわ》の橋を渡った時、「死んだら、献体したい、できますか？」と聞かれた。「できます。でもどうして？」「金もないし、墓もない。骨になっても、子どもにも迷惑だし」

ぼくは急に、医学生のころ解剖実習でお世話になった、ホルマリン固定の遺体の、名も知らないじいさんのことを思い出した。僕はその人に感謝している、今も。

「ダンプで稼いだ金は？」「飲む、打つ、買うで消えました。しょうもない男の人生です」

診療所に着いた。三つの荷物は僕の肩と手。6号室のドアを開けた。「ベッド一つでええのに」と驚いた顔。「水洗トイレも、やあ、テレビに冷蔵庫に花まで！」

体重計に乗ってもらうと、三カ月間で五キログラムやせていた。ぼくはCT撮影の準備をした。男性は横たわり、CTのスライス写真が現れてきた。予想したより肺の病状は広がってなかった。

診療所で食べ、語り合い、笑っているうちに回復に向かう可能性もある、と説明した。「えっ」と肩すかしを食った顔をし、明るい顔になった。久しぶりに見る笑顔。「ええ、できるだけ頑張ってみます」。すぐに続けて言った。「でも先生、覚悟だけはできてますので」

二人の服職人

一人目。昼食を食べていると外から電話がかかった。「九十歳の在宅のがん末期の方、お願いできませんか」。開業医の先生からだった。合点承知、と答えると午後、家族がみえた。「最期《さいご》まで家で、願えませんか」と涙を浮かべられた。

夕方に往診。こぢんまりとした家の、上がってすぐのこぢんまりとした部屋。簡易ベッドに患者さん。しかめ顔、腹部膨満。うーん、とうなったのは、ぼく。病気に勢いがある。夜中、慌てる家族の姿が頭をよぎる。

「入院しませんか、看護婦さんも夜通しいますし」

患者さんは、うなずいた。家族もうなずいた。

診療所でCTを撮ると腸管が破れている。尿も朝から出てないらしい。残された時間は一～三日か。すべてを急がねばならぬ。点滴ラインの確保、酸素、痛み止めの薬の選択。何より家族との話し合い。一通りの話のあと、患者さんの人生を集中して聞いた。

「五歳で父と死別。母は弟を連れて再婚。祖父が引き取り、祖父すぐ他界。あとは苦労したようです」と長男。「十五歳で社会に出た時、せっけん一つなかったって。仕事は裁断屋。軍服や紳士服の仕立て。ランドセルに帽子もシャツも作った」と次男。「自分が苦労したので、子どもを心底かわいがってくれました。特に私を」と娘さん。「この前まで自分の人生をのろっていました。先日から、ありがとうばっかりです」と三人の目に涙。

患者さんの人生が浮かぶ。浮かび上がったその人を助けよう、たとえ一日であっても、とぼくらの心はスタンバイする。

二人目。八十七歳の母親ががんで、入院中の病院で放射線治療を拒んだら退院勧告を受け、途方に暮れている、と娘さんが診察室で語る。便箋《びんせん》に「注射打って死なせてもらったらええ」と書いて娘さんに渡した、と。非常事態と考え、翌日入院してもらった。患者さん、安堵《あんど》した顔。早速、人生を聞いてみた。

——十代、京都で縫い子の修業をし、城崎《きのさき》の近くの山陰の田舎町に帰った。戦時中は金糸銀糸禁止。戦後は和服ブームで忙しかった。夜通しの針仕事。昭和四十年ごろから洋服ブーム。縫い子の仕事は激減。畑仕事に転身。主人は三十年前に他界。息子も。あとは一人暮らし。近所の友だちとのおしゃべりが楽しい——

入院五日後、雪の中、おしゃべり仲間四人が見舞いにやってきた。「がやがや話すって、うれしいね、ありがたいねえ」と、顔に人生の苦労を刻んだおばあちゃん、いい顔だった。

励まし人間

「頑張って」、と人はつい口にする。苦難を前にしている人にもつい。悪気なく放たれる言葉だが、相手の心に届かず、時に傷をつくることもあると言われる。

うつ病の人に「気の持ちようだ、負けるな、頑張れ！」と上司や両親が力説すると、うつはさらに深まり、脱出が難しくなり、励ましは禁、とされる。大切な家族を亡《な》くした人に「いつまでもくよくよせず、頑張って明るく生きなきゃっ」と励ますのも禁。がんの末期の患者さんに「頑張りましょう」とだけ言って医療者が逃げるように病室を去るのにも、「安易な励ましは避けること」と先人たちの教えがある。人を励ますことは深刻な場面ではとても難しい。

わが家の台所に一枚の懐《なつ》かしい写真がある。元世界ヘビー級チャンピオンのモハメド・アリとぼくが握手している写真。この写真を見ると「励まし人間」の話を思い出す。アリが励まし人間を有給で雇っていた、という話。

試合が近づくと、アリは不安になる。今度こそおれがパンチを食らってリングに沈む、と悩む。そこで励まし人間登場。「大丈夫。おまえのパンチは世界一。それを食らったら誰もが沈む。それにおまえは世界一の男前だー」。励まされ、もりもりと元気になって、アリはリングに上る。

後日談。アリ引退し、リングを去る。同時に励まし人間失職。彼は気づく。「励ましてたおれが、ほんとは励まされてたんだー」。さらに後日談。アリは受けたパンチで外傷性パーキンソン病を病む。全米パーキンソン病者大会にゲストとして招かれ、病友を励ましていた。アリが励まし人間になった。その会場のホテルでぼくはアリに握手してもらって、パチリ。

六十歳のがん患者さんの病室での会話。「桜は見たいな、無理ですか」「そのころまで頑張りますか」「できるなら」「頑張りましょう」

咳《せき》が続く別の病室。

「咳が弱くなる注射、頑張って始めませんか」「私、西洋医療嫌いできたけど、そんな場合じゃないですよね。頑張ろうかしら」。ご主人「頑張ろうーや」。看護師「合わなかったらやめられるし、頑張りませんか」。

励ますことが悪い、ということではないことに気付く。偉そうぶってないか、励ましのベクトルが上から下になってないか、ベクトルは下から上もしくは水平か、そこが分かれ道だろう。親しみや敬意が持てた時、「頑張って」を口にしても、ぼくらは良い「励まし人間」になれる可能性を持っている。

生きたい

6号室。

回診でドアを開けると「先生、おいしかったあ、あのスープ」と中崎久美子さん。体はやせ、立てないのに、声は飛びっ切り明るい。厨房《ちゅうぼう》さんがコトコト煮込んで作った〈いのちのスープ〉。何種類もの野菜を材料にしたポタージュ風うす味。さっそく厨房さんに伝えた。「次はコンソメ風スープに挑戦！」とうれしそうだった。手をかけた〈いのちのスープ〉は命に届く。「おいしい」、シンプルな言葉が病室に響くのはいい。

7号室。

六十歳の高見修さん。がんで遠方の病院に通っておられたが、息苦しく、冷や汗が出て土曜の午後に入院となった。胸水あり貧血あり脱水ありで、点滴ラインを確保し、輸血の段取りをした。「よかった、入院できて。ここ、何だか落ち着く」と兄さん夫婦。

介護休暇を取った一人娘の彩香さんが入院の必要物品を抱えて病室に入ってきた。「ありがとう」と高見さん。二十五年前、奥さんを事故で失い、八歳の彩香さんを、母親になり父親になり育てた。町工場と家の往復の生活だったとのこと。ビールが大好きだったとのこと。娘に世話になり始めて十カ月になるとのこと。高見さんの苦労の人生のあとの「ありがとう」が病室に響いた。

人は、生まれてしばらくしてしゃべり始める。命を始めたころに口にする言葉はシンプルだ。成人し、多くの言葉を身につける。時がたち、死が近づくと、言葉は再びシンプルに戻っていく。出発点、着地点、言葉はおのずとシンプルになる。

8号室。

昼間も厚いカーテンが閉まっていて暗い。珍しい晴れ空の早春の日、光を入れてあげたいと思って「少し開けましょうか?」「少しだけ」。少し開けると病室が明るくなった。「まぶしいっ」。閉めた。暗くなった。七十七歳、乳がんの終末期で胸水がたまり、息がゼロゼロする。寝たきり。ご主人は他界され、お子さんなく一人。昔、結核を病んだので片肺のみ。その片肺に胸水貯留。注意深く穿刺《せんし》したが、その後もゼロゼロは続く。

暗闇《くらやみ》で、小さな声で「生きたい」とぼくの手を取る。「生きたい」。ぼくは握り返す。

誰か会いたい人、決着をつけねばならぬことがあってのことかと思い、聞いてみた。首は横に揺れた。「ううん、生きたいだけ」ともっと小さな声で。もう一度、そうっと、「生きたい」。

理由はない。「生きたい」、ただそれだけ。小さな声のシンプルな言葉が病室に響いた。ぼくの心にも。

いつ死んでも

十九床のホスピス診療所。なのに、内科一般外来や心の外来、鍼灸《しんきゅう》外来をやっている。それぞれが大切で面白い。死を特別に分け隔てるより、普通の不具合と同じ位置で、ていねいに対応する方が自然、と思う。ある日の外来風景を綴《つづ》ろう。

「お隣のばあさんには負けられん」と七十五歳のスミレさん。血圧測って血糖を測る。血圧は上が一七〇に下が九〇、血糖値三三六。「ああ負けたわ。年は十も下なのに、血圧も糖も私が上だ」

スミレさんが出ると、登じいさんが入る。「変わりありません」。たいていの人がこのせりふで入ってくる。血糖が高い。「酒は?」と問いつめる。「やめました」。さらに問いつめる。「酒やめてウイスキーダブル二杯に」。合間に鍼灸希望の人が入ってくる。

九十五歳の野口南風さん、しゃきっとワイシャツ決めて入ってくる。「むくみが取れました。ゴミは火曜と金曜に出します。洗濯も自分で」。五年前、奥さんをここで亡くされ、以後一人暮らしの日々。男性の鑑《かがみ》だ。

電話が鳴る。「木村です。おばあちゃん、息してない」。外来休止し、木村文具店に急ぐ。脳血栓で五年間寝たきりの九十四歳のウメノさん、穏やかな死の顔。スナックで働きながらウメノさんを家で看《み》続けた孫娘の広子さんの目にキラリ。「よーくやりました、ウメノさんも広子さんも」。日本茶でお別れ。ご苦労さま。

三十分遅れて外来再開。十三歳の悠平君が三十八度の熱で来ていた。調べるとインフルエンザのB型。「私、うつる？」とお母さん。自宅安静、水分補給を命じた。「休める？」と悠平君、うれしそう。次の若い女性は「あくびしすぎて首のリンパ節腫《は》れて」と訴えた。外来は教科書にないような人が来る。心配のない首だったので様子を見ることにした。次がまた熱。こちらはインフルエンザA型。

「胸がつかえて苦しい」と五十代の女性。最近見た胃カメラで逆流性食道炎の所見はなし。心電図もＯＫ。「心の悩み、あります？」「ええ、引っ越しがストレスに」。息子夫婦もいいし、孫もかわいい。息子は主人を支持する、でも保証人になった主人が悪いんです、出て行くことに、というようなことだった。

どの家族も大変。家族は、良きもの悪きものの両方を持つ。大切な物事はたいてい両方を持つ。宿命か。

「先生、いつ死んでもええです」とハナさん、いつものフレーズで入ってくる。「でも最近、おしっこに泡が立つ。先生、大丈夫かなあ」。このギャップに支えられ、こちらもつい元気になる。

私たちのがん

病気や老いや死はひとごと、と思いやすい。診療所で働いていると、病気や老いやがんを抱えている人に出会う。直に接するので身近には感じるが、本人や家族の深刻さには及びもつかない。

野の花診療所は、スタートして八年目を迎えている。職員は約四十人。職員もがんになり、死を迎えるようになった。

皆に愛されていた看護助手の伸ちゃんが肝がんで亡くなったのは五年前。ウイスキーが大好きで肝硬変にもなり、吐血もし、けいれんも起こした。亡くなった時、近所の酒屋で高級ウイスキーを買ってきて、皆で彼の代わりに飲んだ。彼の口にも少し。真っ正直な伸ちゃんの死は、今も皆の心に残る。

最近、続けて職員の三人ががんになった。

Aさんは胃がん。紹介した総合病院に見舞った。「あと一年って言われた」と笑った。「定年になったら、主人と海外旅行しようと思ってたのに」と明るく悔しがった。「でも長生きしたい。見たい花、聞きたい音楽、食べたい料理、会いたい人、ある」と大部屋で頭をかく。ほっとして、すごいなあと思った。

Bさんは厨房で働く調理人。咳が止まらずCTを撮った。「怖いな」と彼。肺がんだった。神戸からホスピスの調理人を志して来た。父も姉もがんだった。神戸で手術を受けた。夜景の美しい外科病棟に見舞うと「手術翌日には歩かされたよ。術後一週間で退院よ。ここ、次々がん患者入院してくるわ」と笑った。「診療所でたくさんの人見送ったでしょ。おかげでおれ、覚悟早かったな。ここにいると早く診療所に戻って、皆と働きたくなるわ」と言い、「おふくろ残して死ねんし」と苦笑いした。人間として成長しているのを感じた。

Cさんは事務員さん。何の症状もなかった。検診の採血で異常値が出て、腹部エコーやCTで病気が見つかった。総合病院に紹介すると、その日のうちに手術不能、内視鏡で胆管にステントを入れました、と返答。往診が終わった夜、病室を訪ねた。「すべて主治医から聞きました」。Cさんはご主人を十年前にがんで亡くしている。「仕事はもう無理みたい。そろそろしまいのようです」と静かな口調。

三人ともが事実を迎え入れる姿に深い敬意を覚えた。

職員のがんや死で、それらは外にあるものではなく、内にあるもの、と感じるようになった。いずれ「私のがん」「私の死」に対面するが、それまで、出会うがんや死を「私たちのがん」「私たちの死」と思いながら、働いていけたら、と思う。

なかよし時間

夜の七時、「2号室へ急いでください」と夜勤のナース。診察室を飛び出て二階に走った。無言の八十四歳の元小児科医の向田先生。脳梗塞《のうこうそく》で長年寝たきり、手足に強い拘縮がある。何度も死線をさまよわれた。今回はいつもと違う緊迫感が漂う。顔色悪く血圧六〇。

先生はいろんな菌の敗血症を繰り返した。かかっては治り、治ってはかかり。慢性敗血症という病名を先生から学んだ。長男は神戸、長女は鳥取。病状悪化のたびにぼくは召集令状乱発。全員そろうと病状は落ち着く。先生もぼくもオオカミ少年。入院してもうすぐ一年になる。輸血が始まる。

詰め所にいると、2号室からナースが呼ぶ声。走る。下顎《かがく》呼吸だ。脈は触れない。「しまった!」と思った。先生の最期《さいご》の時、奥さんに手を握っていてほしかった。でも、夕支度で留守。「頑張って、向田先生」とナース。「奥さん、呼んで」「先ほど連絡とれました」。呼吸は止まった。瞳孔《どうこう》は散大。残念、間に合わない。「ボスミン（強心剤）一アンプルiv（静注）!」「はい」とナースは詰め所に走り、飛んで帰ってきた。「ボスミン入れます」。呼吸は止まったまま、脈も触れぬまま。

「桜も蛍も花火も見、神社の祭りも、もちつきも見、正月も豆まきもしました。もうすぐ先生の誕生日ですよ、頑張ってー」とナース、ギュッと先生の手を握る。病室に弦楽器による静かな宗教曲が流れていた。

しばらくたって、先生の顎《あご》が動いた。小さい下顎呼吸が生まれた。首の脈が触れた。

奇跡だ。廊下に足音がした。ドアが開いた。奥さんと長女。「ダメでしたか?」「いいえ、今、生き返られつつあります」

一度死が来たが、励ましと弦楽曲と一本の注射で、今、先生復活、と説明した。「ああ、よかった」と奥さん、顔を崩す。あとを三人に任せた。ぼくは他の病室を回診した。遠く2号室あたりで、笑い声が廊下に漏れる。

「母が今、父の頬に、何度もキスしたんですよ」「何年もこんなことしたことないのに、私。でもうれしい」「あっ、父さん、目開いたよ。母さんのキス、薬より効く」

2号室に死の間際《まぎわ》のなかよし時間が流れた。

二時間後、先生、二回目の、ほんとの他界。零時を回って長男到着。「父も母もいい顔で、感謝です」と穏やかな口調だった。夜半すぎ、先生と長男が乗った車を、ぼくと二人のナースで見送った。向田先生の長い闘病の日々を思うと、頭が下がった。「ご苦労様でした」。診療所の玄関でさよならをした。

Ⅱ　野の花通信から

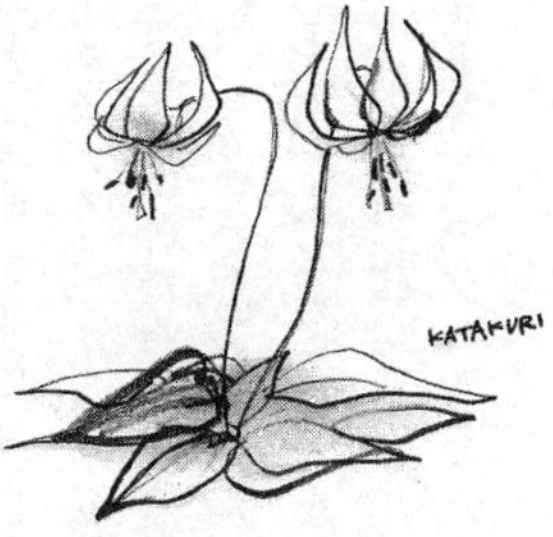

病む人とともに

野の花診療所は誰のための診療所ですか、誰とともに歩む診療所ですか、と自問してみる。「労働者のため、労働者とともに」という答えもあるだろう。もう少し踏み込んで、「貧しい人のため、貧しい人とともに」と言ってもいいだろう。「農民のため、農民とともに」そう言ってきた長野の佐久総合病院、今はとてつもなく大きな病院となって、生き続けている。「心を病む人のため、心を病む人とともに」をスローガンにしている医療機関もあるし、「老人のために、老人とともに」をスローガンとしている施設もある。「子供」「女性」「被爆者」「水俣病患者」「アジア人」、いろんな、人を表現する言葉がいくつもありそうだ。

野の花診療所はなに人のため、なに人とともに歩むのだろう。

ちょっと飛躍するけど、「神のために、神とともに」という答えもあるかもしれない。ただ、ぼくにはそんな神は存在しない。じゃあ、思い切って神を自分に代えてみたら、と思ったりする。野球なら代打、「三番神に代わって、代打、自分」である。

どんな人も、本質的にはエゴイストだから、人の行為には「自分」という部分は大きい。でも自分は独立した自分、他との交流のない自分というのは在り得ない、と思う。じゃあその「他」とはなに人なのだろう。

地域の人のため、地域の人とともに歩む診療所、これはある程度真理をついていると思う。医療は具体の地でなされる実行動であるから。でも特別に意図しなくても、地域の人とのかかわりは必然の帰結となる。それは一本の柱。じゃあ、意図する別の柱はなに人。「死に向かう人のため、その人とその家族とともに」。これは確かに野の花診療所の目標である。でも、である。でもそれに限ることのない、何とも定義できない人たちのことを思い浮かべる。何とも定義できない人のため、何とも定義できない人とともに歩む診療所、である。それじゃあ分からない、どうしてももう少し具体的にと言われたら、「病む人」、が近いかもしれない。「病む人のために、病む人とともに」

湧《わ》いてくること

新年を迎えると、なんだかちょっと新しい気持ちになる。心を入れ替え、何か新しいことを始めてみたくもなる。一年の計は元旦《がんたん》にあり、などと言うくらいだから、昔から年が替わると人々は何か新しいことを始めようと努力したのだろう。そうして月日が経《た》つにつれ、新しいことはそれほど新しいことでもなくなり、目立たなくなり、色あせ、そして年が暮れていく。

老人保健施設、それも数年、いやもっと前から新しいこととして始まった。デイケアも新しいこととして始まった。グループホームも。ホスピスも新しいこととして始まった。どれもこれも新しいことだった。でも、医療界の新しいことの多くは、鋳型《いがた》のようなワクがどこからともなく降りてきて、そのワクに合わせて建物ができ、内部のことにもワクがあり、一切のプログラムも決まったものとなっている感が否《いな》めない。新しいことは気が付くと新しくなくなっている。それは、新車が月日の中で新車でなくなる、というのと少し似ているが、少し違う。

この診療所を建てるために多くの新しいことを取り寄せた。マネや流行も含めて、斬新《ざんしん》な建物としたつもりだった。でももう一年が経ってしまった。まだいくぶんは新しいが、建物は間違いなく中古車へと転落する。でも新しいものを作り続けるということは、まだ緒についたばかりだ。どんどんと新しいことを始めなければならない、と思う。求めよ、オリジナリティー。どこにもない、ここだけの、ここの職員発のオリジナリティー。そのオリジナリティーが湧くには、どうしたらいいのか。

飛行機のパイロットが客席に声を届けるよう、一日一回、入院患者さんに何かを語ろうか。野の花の配達はボランティアさんの今の活動に拍手を送ろう。クリスマスや七夕だけでなく、二十四節気ごとに何かできまいか。臼《うす》を購入したので、折々に餅《もち》つきを皆でしよう。親身に人の話を聞けるよう、ナースの仕事が人々の生活や心に入っていけるよう、などと考えると楽しい。でも、難しい。されど、である。やはり、求めよ、野の花診療所のオリジナリティー。今年こそはそうありたい、楽しいパイオニア精神を！　新年に当たってそう思った。

飽きない

私たちは愚かだから、普段とは違うものを求めたがる。旅にしても、宿にしても、着飾るものにしても食べるものにしても、いつもとは違った、華やかで目を引くものを求めたがる。医療の場にもそんな傾向は広がりやすい。例えば死をテーマにするホスピスとなると、医者を除く多くの医療者は、そちらに目を転じやすい。

日本に、厚生労働省が認可するホスピスは年々増加の傾向にある。一九九〇年に五カ所だったホスピスは、二〇〇三年四月で一一三カ所（二〇一一年で約二三〇カ所）へと広がっている。死への援助者がこんなにも増えていいことじゃないか、と表面的には思える。でも、と疑問が湧いてくる。そこで働き続けている医師、看護師は一体何人くらいなんだろうか、みんな何年間くらい働き続けているのだろう、飽きたりしてないだろうか、と。

とてもおいしいものには、少し高くても誰もが憧《あこが》れる。でも三食ともそれで、毎日それとなると飽きる。誰もが飽きる。ホスピスという医療現場にも類似の現象が起きている気がする。死に懸命に向かえば向かうほど、心は疲労し、失礼な言い方だけれど死に飽きてくる。朝も夜も死、その死に疲弊する。

死だけを相手にする医療空間は、作られ過ぎた異常空間ではないか、と思える。いろんなことごとを相手にする場であってこそ、死は新鮮で大切な課題だ。一生、死に飽きることなく、死に対して心を砕き、死に深くかかわり通した臨床看護婦がいる。ホスピスで働いた人ではなく一般の病棟で働き続けた人である。去年他界された寺本松野さん。

〈自分の中に何ももっていない人は何もできない〉〈看護婦は、毎日新たなものをつくりだしていく料理人のようなものである〉〈逃げ出したい気持ちがあってこそ、とどまる勇気が育つ〉〈人間は、自分だけのために生きようと思うと、つらいことがたくさんでてくる〉

どうして寺本さんは、死に飽きることがなかったのか。その答えのヒントは、右に引用した言葉たちが収録されている『きょう一日を』の冒頭に記されている。〈一日一日を病人とともに出発する。今日一日のために〉。死だけでは飽きる。死の向こうに流れてゆく何かが見据えられると、飽きることは遠のく。寺本さんは、病人の向こうに流れてゆく「時」、一日という日常の「時」を見ていた。

いちインチ

どんな仕事にも、うどん屋、役者、釣り人、農夫、大工、葬儀屋、教員、詩人、焼きイモ屋、鍼灸師《しんきゅうし》、なんでもいい、どんな仕事にも、うまくいくかいかないかは、細かい点への配慮が豊かにあるかどうか、に拠《よ》る。「ディーテイル（細部）がまだできてなくてダメなんだよ」とか、「細部にこそ全《すべ》ての生命が宿る」、とか言ったりして、我々はうすうす細部こそが大切、ということを何となく気付いてはいる。でも、大抵すぐ忘れ、政治家や思想家でもないのに、大局的な見方に引きずり込まれ、肝心なことを見失う。

＊

病室に入る。患者さんがうめいている。可哀想《かわいそう》に、と手を握ってあげることは、何もしないよりましかも知れない。でも握って済むことは少ない。冷や汗はないか、熱は？　カルシウム値は？　褥瘡《じょくそう》はできてないか、口の中はきれいか、目は？　陰部は？　痛み止めのモルヒネの量が少なくはないか、家の人を待ってはいないか、氷が欲しいのではないか、いろいろと思い巡らさねばならない。痛み止めの坐薬《ざやく》でうめき声が静かになったら、病室のあかり、匂《にお》い、音のことを考慮したい。障子や水洗トイレやシーツは汚れてないか、花の水はあるか、壁にかかる写真はその人の好みか、静かな曲のCDが流れた方がいいのではないか、などなど多くの細部が、われわれの出番を待っている。ほんとに多くの細部が。

近代型ホスピスの老舗である、イギリスのセントクリストファー・ホスピスの創始者の、シシリー・ソンダースは語っている。

――ウイスキーが好きなのに、飲み下せない患者のため、ウイスキーを凍らせてなめられるようにしたり、患者の枕《まくら》を何度も直したり、テレビの位置をこちらにいちインチ（約二・五センチ）、あちらにいちインチ動かすことに、ベッドの高さをいちインチ、シーツのしわをいちインチのばすことに労を惜しまない、それがセントクリストファーのケアだ――と。

さすがは実践者だ、と思う。全てがそうだ。全てのいちインチに自然に気付き、そちらに心と手が向くこと、それがわれわれに静かに問われている大宿題だ。

ジレンマ、あるよなあ

二〇〇四年一月一日のこと。

「早く、もう終わりにして下さいよ」

こう語ったのは七十五歳の女性、胃がんだった。

「こうして生きていて何か意味がありますか。私の人生、満足してます。でも、もう終らせてください。家族の意見？　聞く必要ありません、私が言ってるんですから」

数日後、緩和薬の効果もあり、穏やかさが戻り、「いいですよ、楽です。生きていてありがたい」。そしてさらに数日後の一月八日の朝四時三十八分、娘さんに看取《みと》られ他界。

同じ日の昼過ぎ、六十六歳の肝がんの男性の下顎《かがく》呼吸が始まった。親類の人たちが廊下にあふれんばかりに集まった。家族から前日に申し出があった。三十二歳の次男がある事件を起こし、警察の拘置所に入っている、死に目に会わせてやりたい、裁判官に差し出す診断書を書いて欲しい、と。診断書を書き、家族に渡した。男性の血圧が下がり出した。がんの末期には、普通は血圧を上げる薬などは使わない。でもその次男が到着するまでは、なんとしても生きていて欲しいという家族の思いがぼくにも伝播《でんぱ》し、昇圧剤やステロイドを投与した。「生きろ、生きろ」。

午後三時、次男は三人の警察官に付き添われて来た。間に合った。次男は病室で久しぶりにわが子とも対面した。一家団欒《だんらん》の温かい時間が流れた。男性の下顎呼吸は大きくなった。警察官が言った。「五時だ、もう帰る時間だ」

可能なら、父の死の瞬間を次男にも見ていて欲しいと思う。ぼくは警察官と交渉した。五分か十分なら、と言って病室の外で待ってくれた。「死よ、十分以内で来てくれ」と思ってしまった。

生きろ、と思ったり、死んでくれ、と思ったり。このジレンマは一体なんだろうと思う。

臨床で働くと、たくさんのジレンマに出会う。本人の意志か家族の意志か、の中に生まれるジレンマ。在宅か施設かの中でのジレンマ。言う言わないのジレンマ。放ったらかし、かかわり過ぎのジレンマ。なくてさみしい、あってうるさい家族、の中でのジレンマ。生きたい、死にたいの中でのジレンマ、ジレンマ、ジレンマ。

医療者にとって大切なことは、ジレンマに出会った時、ひと呼吸して「ああ今ここに、新鮮な、ジレンマ、あるよなあ」と思うことだろうか。すぐに結論は出さない、逃げない。するとジレンマは、思いがけないところから、融《と》け出していくことがある。

そば、そば

けんかすると、こびりついた考えから解放されることがある。以前の病院からいっしょに働いている松ナースと、言い争った時のことである。

野の花診療所は有床診療所なので、十九人の入院患者さんがいる。一方、在宅で療養中の人たちもいる。どっちも大切な場で、どっちも大切な看護の場で、テレビ番組の「どっちの料理ショー」がいつも「どっちも」と言いたくなるのと同じで、「どっちも」、なのではある。でも職場の現実としては、「私、ただいま育児最中」だったり、「在宅だけがしたいの」だったり、「病棟以外働いたことありません」だったり、そうすんなりと、どっちも、とはいかないのである。

ぼくの中には昨今、「やっぱり在宅はすんばらしいわ」「家にいると患者さん、いい顔してるな」「どんな家もその患者さんにピッタリだ」「家は生も死も似合う」などなど、在宅に肩入れする思いが入道雲のように立ち上がってきていた。生き生きした看護は在宅にあり、在宅こそ看護の宝庫——と思っていた。

「でもー、在宅には行きたくないって言うナースもいてー」と松ナースが言った時、プッツン切れたぼくは「在宅を知らない看護婦なんて看護婦じゃないよ。総合病院の看護婦なんか、あやしいよ。在宅でどれだけのことができるかが、看護婦としての実力だよ。看護の原点は在宅だ、皆が在宅を回ってよ」と息巻いた。

「いいです、私」と松ナースは切り返してきた。「私、車運転できませんし、在宅回れませんから、毎日当直して夜中の病室回ります。看護の減点でいいです」と松ナースは半泣き、半スネ状態でぼくを見つめた。昼下がりの誰もいない診察室である。

「しまった」と思った。松ナースに辞められたら困る、しまった、というのではなく、夜中の病室からの唸《うな》り声や、夜中の病室のうす明かりが浮かんだのである。患者さんと家族も浮かんだ。看護師も浮かんだ。まぎれもなく看護はそこに在り、看護の原点はそこにも在った。看護の原点は在宅だと言い切れない。

「じゃあ、看護の原点はどこだ」と一瞬のうちの自問自答を迫られた。ぼくは机を見た。答えはなぜかすぐに出た。「そば、患者さんのそば、世界中の患者さんのそば、そば、そば」。そこにこそ全てが在った。そう弁明しようと思って頭を上げると、松ナースの姿はなかった。

神さま

四十歳のがん末期の男性が、小さな病室で、最期《さいご》の静かな下顎呼吸を始めた時、ベッドサイドに立っていた若い牧師さんがお祈りを始めた。

「神さま、今ここに重い病気で苦しむ若者がいます。彼は人生の中で、今、最も強い苦痛の中におります。どうか神さまのお力で、この若者が苦痛から解き放たれ、あなたのもとへと参ることができますよう、お力をお貸し下さい。アーメン」

ぼくは「アーメン」をいっしょに口にする気がしなかった。だって、彼はきれいな下顎呼吸を始めていたのに。

＊

死を迎えるというのは、誰にとっても大変な大仕事だ。ぼくら医療者は、その大仕事を支えようとそれぞれの立場で工夫し、実行する。そして、これでよかったかと、自問自答する。その人が□△に行きたいと言えば、そこへいっしょに行く。温泉だったり、その人が働いていた土木会社の飯場だったり。☆☆が食べたいと言えば、厨房《ちゆうぼう》と協力して実現する。かき氷だったり、ちらし寿司《ずし》や栗《くり》おこわだったり、それにワインにブランデーだったり。号泣する時、いっしょに泣く。「痛む」と言えば鎮痛に全力を注ぐ。「もう、楽にして」という言葉が漏れ出《い》でれば、家族といっしょに戸惑い顔で考える。

＊

彼の時もそうしてやってきた。いろいろと生じる苦痛になんとか向き合ってきた。そして、完全ではないにしても、苦痛の峠を越え、なだらかな丘に辿《たど》り着けたと感じていた。ぼくは心の中で言った。「神さま、苦痛は私たち人間が何とか努力、工夫しました。あなたの出番はまだです」。少し傲慢《ごうまん》だろうか。

ぼくだったら、どう祈るだろう。

「神さま、みんなの力で彼の苦痛に取り組みました。少しは落ち着かれたようです。でも、神さま、そっちの方へ無事辿り着けるか心配です。暗い道でしたら、懐中電灯か何かで照らし、導いてやってもらえませんか。心の支えと導きも、神さま、お願いです」

「ー」

病棟にはいろんな声がある。「おーい、おーい」「かんごふさーん、かんごふさーん」「死なしてー」「助けてー」「ありがとー」

ぼくは、この伸びる音「ー」のことを考えずにいた。棒みたいな記号だから〈棒音〉かと思ったが、辞書にはなかった。長音という。「ー」に共通しているのは、感情が乗っているということだろう。

「あいつー」の憎しみにしろ、「あーあ」の落胆にしろ、それぞれの感情が「ー」に乗り、乗ると思いはさらに増幅するようだ。「ー」は感情の増幅装置。コミュニケーションの本質は「ー」にあるのか、と最近思う。

長音を、語尾につく長音①と、音の間につく長音②に分類してみた。両方に陽性、陰性の感情が乗るが、のどかで、やさしい響きが乗るのは長音②のようだ。喧嘩《けんか》する時、長音②は使いにくい。伸ばしている暇なんかない。

＊

「吉田さん」「吉田さーん」。それぞれ響きも意味も異なる。外泊から戻ってきた時、「吉田さん、お帰り。家、どうでした」である。腫瘍《しゅよう》マーカーの値が下がって、諦《あきら》めかけていた生命に復調の兆《きざ》しが見られるぞと思える時、廊下で「吉田さーん、あのね」である。

死が近づいて、「吉田さーん、分かるー？　しんどいー？」。家族が耳元で、「おかあさーん、ようがんばったよー。みんなおるよ、なーあ、なーあ。聞こえるー？」。亡《な》くなって、「吉田さん、朝五時七分、皆さんに見守られて、息を引き取られました」である。

「さん」と「さーん」は生き物のように変化する。

＊

「よーこそ、遠いですのに」「いやあー、治せですか、できるだけ」「あのー、一カ月、大丈夫と思いますよ」「そりゃあーいい、一泊旅行、いいなあー」

長音を含んだ会話が医療者と患者さん家族の間で成り立つ時、われわれ医療者は一隻の舟の同乗者にならせてもらえる。

Nurse《ナース》の和語

去年、生命倫理学会で話を依頼された。臨床で働いていると、倫理という視点から見つめないといけない事々に多く遭遇するし、と同時に、倫理なんか考えている間もなく即断し、AかBか、いずれかの行為を実践することをせまられる、という場面にも遭遇する。ある意味では、臨床は戦場である。

具体的な場面をいくつか例としてあげ、最後に、近代医療の中で私たちが忘れているものが、次の『14の和語』の中に隠されてはいまいか、ということで話をくった。『14の和語』とは、①「つつしむ」、②「いつくしむ」、③「さする」、④「ささやく」、⑤「すくふ」、⑥「はぐくむ」、⑦「たっとぶ」、⑧「わらふ」、⑨「とまどふ」、⑩「あやまる」、⑪「ゆるしあう」、⑫「いのる」、⑬「ほろびる」、⑭「ゆいまーる」(琉球語で、助け合うの意)。

欧米一辺倒の近代化は、日本では未成熟に終る予感がする。日本には日本の昔人の知恵が、倫理という点においても残されているのではないかと思う。英語で語れないものが和語には隠されている、とちょっと力を込めて語った。

一年後、学会事務局から、講演原稿と、原稿のキーワードを英語に、タイトルも英語にして送れ、といってきた。何たること。英語では表現できない世界を語ったのに、それを英語で表わせ、って。そもそも『14の和語』の和語、が英訳できない。

「さする」。これを英語でどう言うのだろう。和英辞典を引いた。「stroke」、なんだかピンとこない。「rub」、なんだか消しゴムみたい。「gentle」、これはいい。苦しんでる人の背をさする。ちょっと遊んで、逆に英和で「gentleman」を引いて驚いた。「(皮肉をこめて)紳士」「拝啓」「男子用トイレ」「従者」「収入があって働く必要のない、無職者」「男性議員」「密輸業者」。一つの単語の持つピンキリの広がりに驚いた。〈gentleman〉が好きになった。

もう一度「さする」の和英に戻った。最後に「nurse」があった。「nurse」はきっと和語に匹敵する古さを持つ英語だと直感した。また遊んで、英和を引いた。「nurse」は、「看病する」「赤ん坊に乳をやる」「抱きしめる」「思いをあたためる」「細心の注意を払う」「チビチビ酒を味わう」「背をさする」。

「nurse」の世界は広いし、深いし、大切なことの全《すべ》てがnurseの中に入っているわ、と思った。

nurseの和語って何だろう。「よしよし」かな、「まもる」かな、「そば」かな、いや「かばう」、いや違う。何だろう。

つい、つられて

診療所が始まって四年が経《た》った。

一年目はひとつひとつのことが新鮮だったのに、年数を重ねると、ひとつひとつのことに慣れてきて、心から感動するということが遠ざかっていく気がする。

五回目の春が来て、花見の季節を迎えた。「恒例の花見か」とぼくは思った。一年以上人工呼吸器を装着した不安顔のIさんを、福祉タクシーに乗せて近くの桜土手まで連れていくのが、この日のぼくに与えられた役目。車から降り、ストレッチャーに乗ったままのIさんと桜並木の下を散歩した。Iさん、桜を見上げ、突然に涙を浮かべた。痰《たん》をぬぐうために用意したティッシュペーパーで、看護婦さんが涙をぬぐった。

「桜、分かるだかあ」と耳元で奥さん。

桜の木の下に、家族やボランティアや職員に付き添われ、患者さんたちが次々にやってきた。杖《つえ》をつき酸素吸入する人、車椅子《くるまいす》の人、抱きかかえられる人。「きれいですねえ」「今年は雪が多かったから、一段といいですねえ」「やっぱり花はこれですね、日本人は」「よかった、桜見れて」

花見をしぶっていた元教師のAさんも桜の下に立っていて、「つい、桜につられて来ました」と笑った。この日、花見に参加した二十一人の患者さんのうちがんを抱えている人、十三人。よく出てこれたわ、と思う人たちばかり。不思議なことに、桜の下ではがんは消えていた。桜をうれしそうに見る皆の新鮮な目に、感動した。

臨床で、医療者が新鮮な気持ちを持ち続けるにはどうしたらいいだろう。

一つは、患者さんは一人一人皆違う、一人一人がそれぞれに新鮮、ということを自分の中で発見することだろう。

もう一つは、自然をキャッチすることだろうか。子供も老いも自然、嬉《うれ》しいも悲しいも自然、ある家族、ない家族、それも自然。飲むも食べるも、排泄《はいせつ》も涙も死も自然、四季の巡りも、桜も自然。

自然には私たちを新鮮にさせる力が潜んでいる。いろんな自然につられていくと、私たちに新鮮が戻ってくる。

家族の存在

診療所で働いていて、「家族って、やっぱりあるんだなあ」と漠然と感じる。このごろ家族はなくなっているようだし、なくてもいいし、と思っているのに、なんだか、けっこう、家族って、ある。

＊

「身辺も家も始末して、お宅で終ろうと思いますので」。六十歳の男性は段ボール箱六つに生活用品の全てを入れて、一人で入院してきた。がんの末期。株で失敗して離婚。別れた家族は関東へ転居。

ひとりぼっちで過ごされている患者さんの病室に、女性が一人いた。遠路を夜行バスでやってきた長女だった。一週間後に次女が婚約者と。その一週間後に、別れた奥さんが夜行バスで来て、ベッドの下に布団《ふとん》を敷いて寝た。病気がきっかけで家族の絆《きずな》は深まった、と三人。病室で、〈家族〉が息を吹き返す。

しばらくすると、彼は元のひとりぼっち。黄疸《おうだん》が進んだ。食べられない、排泄もままならない。ベッドに座って、所在なく虚空《こくう》を見つめる。家族は病室から消えていく。

＊

廊下をはさんだその前の病室で、五十八歳の肉腫《にくしゅ》の女性が亡くなった。家は村の材木屋さん。ご主人、長男、長女が交代で看病し、女性のそばにいつも家族がいた。死の時は三人が女性を囲み、夫はベッドに入って添い寝した。

「いい家族でしたね」と言うと、娘さんが「この診療所に来て、もう一つの別の家族に囲まれてる気持ちがしました」と返された。もったいない言葉を心の隅に置いた。

女性は家の車で村の家へ向かった。皆が一礼して見送った。その時、個人は終わる宿命を持つが、家族も、時間の幅に違いはあるものの、同じく終わる宿命を持つものだ、と思った。

＊

地下水のように、ないようである家族の存在を一方で感じながら、悠久の時の中では、あるようでない家族、のことを思った。

友だち

イヌの名はコロ。齢《とし》は十八歳。青春18きっぷでどこへでも行けそうだけど、コロの足には腫瘍があって、近くの公園までしか散歩できない。女性はひとり暮らしで七十七歳。肝臓の腫瘍のために末期となられた。

「コロといっしょに過ごしたい」というのが女性の希望。主人といっしょにいたいというのがコロの願い、と推測した。コロは診療所の駐車場に犬小屋といっしょに引っ越してきた。「クォーン」と鳴く。親類の人が病室へ連れて上る。病室は二階。一日二回、病室に上げてもらえる。呼んでもなにも返ってこなかった女性は、コロが訪問すると意識が戻る。病室の隅に段ボール敷いてもらって、コロは伏せて、しばらく昼寝する。女性も昼寝する。女性は七十七年間の人生を振り返り、寝る。コロは十八年間の犬生を振り返り、寝る。束《つか》の間《ま》の平和な時間が病室に流れる。

＊

友だちがあるのはいい、と思う。友だちがイヌやネコなどの動物である方がいいかも知れない。余計なことは言わないから。言葉の力は大きいけれど、言葉がない方が大きな力になる、ということはある。ウシやウマ、キリン、フクロウ、が友だちだったという患者さんもあった。植物が友だち、という人もいるだろう。昔歩いたブナ林の写真を、自分の友として過ごした患者さんもあった。庭の山野草を友にしてきた人には、死の時、山野草は大切な心の友になるだろう。オオヤマレンゲも。

もちろん、何人も、何動物も、何植物もいらぬ、という人もいる。その人の友は、空気、水、光、風、星、音、だろうか。さらにそのようなものもいらぬ、という人の友はなんだろう。神、記憶、自分、粒子、無、だろうか。それらも友か、と思いながら、コロと女性の病室での姿を目の前にすると、いろいろな考えごとを超えて、これが友だちの原型図かとも思う。女性はこの四日後に他界された。

かげのキーパーソンず

患者さんが入院してこられる。がんが進展していて、残された日は限られている、ということも多い。スタッフは、その患者さんのあれこれのことを考えると同時に、その患者さんにとって、一番大切な人は誰なのかを探す。一番大切な人、英語でキーパーソンと呼ぶ。キーパーソンが探し出せると、スタッフはホッと一息。人は誰もが死に向かってゆけるが、一人きりで向かうのは寂しいし、辛《つら》い。キーパーソンが見つかってホッとするのはそれ故《ゆえ》。でも、とこのごろ考える。キーパーソンって、そんなに、くっきりはっきりとした一人の人、なのだろうか。

＊

日曜日の朝、テレビをつけた。「サンデーモーニング」が映った。〈あっぱれ〉〈喝〉というコーナーがある。プロ野球の元選手の、親分こと大沢さんと、やんちゃの張本さんがその一週間のスポーツを振り返り、誉《ほ》めたり、文句を言ったりする。子供三人が世界レスリングのチャンピオンやK1の王者になった時、〈あっぱれ〉を張本さんは、子供にではなくコーチでもあった父親に与えたのは見事だったが、親分が「母親にやってくれ」と言ったとき、さすが、と思った。

サッカーゲームで日本がオマーンに勝った時、シュートを入れたSにだけ目が奪われるのを、手で微妙なサインを出したN、それを受けたO、ゴール前に絶妙なボールを上げたN、こそ「あっぱれ」と解説者の中西元選手が言ったのだが、微妙なサインを映し出したカメラマンも「あっぱれ」と中西さんは言い、「この解説を聞いて選手の動きの様子が分かった。解説者に〈あっぱれ〉だ」と大沢さんが言った。

*

キーパーソンは一人、とは言えないのではないか、と「サンデーモーニング」を見ながら思った。キーパーソンを支えている人も大切な人だし、思いがけなくも不意に登場した前夫、前妻が、患者さんにとって詫《わ》びを言いたい大切な人、であることもある。洗濯物を持ってきてくれる人、病室にいて食事介助してくれる人も大切な人だけど、キーパーソンをそういう人に限定するのは、狭い。

誰も来てくれる人のない病室に入ると、キーパーソンはいないと私たちは思うのではなく、立ってる自分の中にキーパーソンが移り入ってると思うと広がりが生まれるように、キーパーソンをもう少し広いものとして、「かげのキーパーソンず」としてとらえることが、臨床では求められているようだ。

〈あっぱれ〉？　いや〈喝〉？

相反するものがあってこそ

一日は昼と夜とで成り立つ。昼は明るく、夜は暗い。人は昼には起き、夜には寝る。起きている時、交感神経が活動する。寝ている時、副交感神経が活動する。戦争は交感神経優位の世界。腸管は動かず、排泄も止まり、息を殺し、目は縮瞳《しゅくどう》する。平和は副交感神経優位の世界。腸管は蠕動《ぜんどう》を始め、ゆったりと排泄ができ、あくびし、目は散瞳する。

息を吸う。息を吐く。吸気で交感神経は刺激され、呼気で副交感神経が刺激される。体は相反するものの働きによって成立する。家族は、摂理としては男と女という相反する性器を有する者で成立する。男は切る、女は包む、という相反する動詞の働きで、日常の生活は構成され、営まれる。

心理学的な対応を表現した言葉に、精神科医の辻悟《つじさとる》さんの「受け身の踏み込み」があると、柏木哲夫《かしわぎ》さんが講演で語ったことがある。人の心にかかわる医療者にとっては、この相反する言葉で臨床の思想は成立する。これは武術の作法からきているのかも知れない。攻めると防ぐを型にしている気功も、どこか通じるところがある。

医療者自身の心はあまり深く落ち込んでいてはならない。どこか陽気で明るく力強さがあることが望まれる。と同時に、人の悲しみ、辛さ、傷つきやすさ、弱さが感受できる人であることが望まれる。相反する強さと弱さの同居。

俳人の金子兜太《とうた》は、自分のこころをひとりごころ（心）と呼び、他人のことを思うこころをふたりごころ（情）と呼び、両方が人には要ると言う。相反する心とは言えないが、ベクトルは反対を向く。瀬戸内寂聴は出家時の修行で「忘己利他（もうこりた）」の一語を知り、このことを知っただけでも出家の意味があったと言う。自分の利益を忘れ、他人の幸せのためにつくす意とのこと。ここでもベクトルは反対を向く。

私たちのいのちは有限と思いやすいが、無限でもあると言えまいか。おそらく、その相反するものを秘めているが故に、いのちは存在に値し、興味深く、尊いものなのだろう。相反するものが同居する。そういう世界のみが、信じるに値する。

音合わせ

患者さんに初めて会う。目を合わせ、顔を見る。声を出す、言葉をしゃべる。頷《うなず》き、体を傾ける。患者さんもどんな人だろうと医療者を観察する。医療者も患者さんを意識的に、また無意識に観察する。森で出会った、やや親しみのある動物同士がする仕草のようなものだろうか。患者さんは一人一人、その人独自の音を出している。聞こえない音にお互い耳を傾ける。

患者さんが入院する。私たちは身体的所見を取る。体をくまなく診る。レントゲン写真や内視鏡、CTや採血検査でその人の病状の輪郭をとらえる。病気の経過を聞く。家族の様子を聞く。誰のことを一番当てにしてるのかを聞く。どんな仕事をしてきたか、その仕事のどこが面白いと思ったか、を聞く。その人の誇りが浮かんでくる。どんな町並み、どんな家に住んでいるかを聞く。家の間取り図を書いてもらう。少しずつその人の輪郭が浮かんでくる。

外泊を希望される時、家まで御供する。すると急に視界が広がる。初めて会った時は、例えば胃がんの田中さんという名の患者さんだったが、あれやこれやしているうちに、具体的な土地に暮らした、誇りを持った田中さんというひとりの人へと変化する。

私たち医療者にとって大切なことは、「患者さんから人へ」という作業をどう展開していくかだろう。ギター奏者や弦楽奏者には、演奏を始める前に、調弦という作業があるし、ピアノと弦楽器や、ピアノと声の時には音合わせという作業がある。私たちも患者さんに出会うと同時に、それぞれが音を出し合っている、と考えてみてはどうだろうか。患者さんの音を聞き取り、その音を受け止め、こちらも音を出してみるという音合わせの作業を進め、いろんなことごとが待ち控える臨床の日々に向かってお互いがスタートしていくのだろう。

私の星座

死が遠くではないことが分かった時、人は平静心を保つことができるか。普通は、できない、と思う。でも、「死って、ちょっと楽しみ」と言った人が身近にあった。

野の花診療所の六十代のボランティアさんだった。

「そうだ、旅に出よう」「大山《だいせん》に会いに行こう」「日本海に会いに行こう」「里山の野花たちに会いに行こう」、とその人は言った。油絵の個展を開き、車椅子《くるまいす》に乗せてもらって、絵の前で何十年も前の自分に向き合い、人生を振り返った。コンステレーション（constellation）という言葉がある。星座。生きてきた過去の自分を一つの星にし、星々を並べ、自分だけの星座を作る。その人は、自分の星座を作っているようだった。

がんの治療が済んで一息すると、その人は、今まで通り、また病室に野の花を配っていった。

お仕舞のころの病室で、悲しみの混じる自分自身の生い立ちから宇宙への旅立ちの心づもりを話し、「聞いて下さってありがとう」と言った。「ありがとうはこっち」だった。女性は「うち、一番楽しかったこと、この診療所でボランティアやったことや」とカラッと言った。五歳まで過ごした時の大阪弁が甦《よみがえ》って、死が近いというのに言葉は生き生きとしていた。「先生、もういいわ。苦しむのはいややし、寝させて。約束やったでしょ」。

二日後に大空へ旅立ちされた。

七年前、彼女は車を運転中に道で重そうな土を運んでいる老婦人に出会う。顔見知りの人だった。「どこへ？」と聞くと、「これから始まる診療所の花壇を作るのに土を運んでるの」「車で運びましょう」。それが野の花診療所に来るきっかけだったそうだ。

彼女はもういない。彼女の声がどこかから聞こえる。

「自然はいいよ」「旅して」「自分の好きな宝物集めて」「人って面白い」「利他主義もいいよ」「〈私の星座〉作って」「死は怖がらなくていい、意外といい具合に死ねるよ、皆さん」「この花、可愛《かわい》いっ、私、大好きっ」。

Ⅲ
野の花カルテ

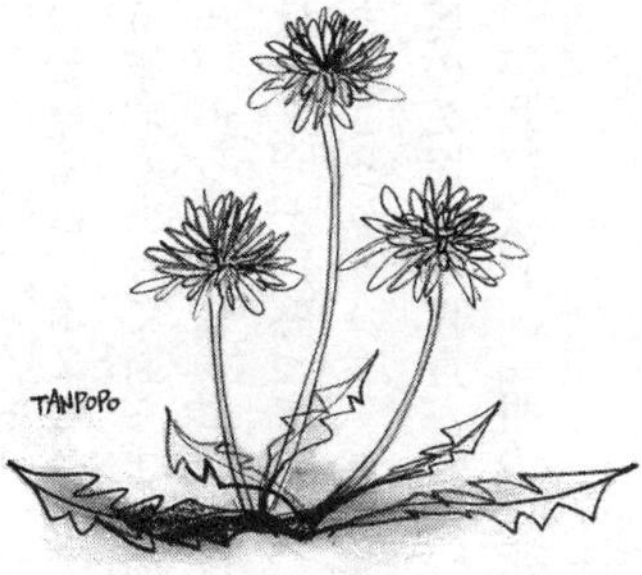

生死の体操

このごろ、公民館の健康教室から声が掛かる。ぼくの診療所は、ホスピスケアのある十九床の診療所なので、住民への宣伝も兼ねてという下心もあって断らずに引き受ける。その時必ず、先方から「演題は」と聞かれる。「いのちに敬礼」とか「自分で棺《ひつぎ》を作ろう」とか、口から出まかせを言う。先方は「はあ?」と戸惑っている。題って大切。話が陳腐になるか生き生きするかは、題で決まることが多い。

先日、診療所からそんなに遠くない明治の谷の一番奥の公民館から声が掛かった。会場に着いて演題を見て笑った。自分が付けた題なのに忘れていた。「明治で死ねば心は平成（静）」。その話、ちょっと受けた。

健康教室で、ぼくは死の話をする。健康と死は対極にあるように思いやすいが、そんなことはない。健康は死に向かう中にも、病気や老いや障害の中にだってある。純粋培養の健康なんて、まずは幻想。陥落していく健康のことを考えるのも、大切な健康教室だろう、とちょっと息巻いて公民館に乗り込む。すると聴衆は、そんなこと百も承知という面々だったりする。七十、八十代、中に九十代の人がズラーッと並ぶ。こんな若造に死の話なんて、五十年早いわ、と門前払いされそうになる。

ひるまず、ぼくは向かう。「死の前には、下の顎《あご》を使った呼吸を皆がします。必ずします。下顎《かがく》呼吸って言います」。会場は「そいつぁ知らんな。まだしたことないな」と聴き入ってくる。「下顎で、ヒィッと吸って、ゆっくりハーと吐きます。さぁ、ご一緒に、下顎呼吸の練習を」

会場は笑う。笑いながら、何の役にも立たぬのを承知で、ヒィッ、ハーを真剣に繰り返す。

朝はラジオ体操、夜は下顎呼吸体操、この生死の体操が広まれば面白いのに、と思う。

そう言えば、ぼくの父も、七年前のあわ雪の降るころ、誰に習ったわけでもないのに、きれいな下顎呼吸をしながら亡《な》くなっていった。

ええけえ

公民館の健康教室は大抵、畳の間で開かれる。前に座布団《ざぶとん》が一枚。落語の寄席《よせ》みたい。「皆さんに死が近づいたとしますね。まわりには家族。最期《さいご》の言葉として、何を口にします？」

変な健康教室だ。だが聴衆は真剣に考える。こんなに真顔で考えさせるこの問いとは一体何だろうと、こっちが真剣に考える。

「ありがとう、です」と声があがった。「おれも」。ホスピスチャプレン（牧師）の沼野尚美さんは、最期の言葉は五つある、と書いている。その一つが「ありがとう」。

会場からはその次がなかなか出ない。

「あなたを許します」「ごめんなさい」「愛してます」「さようなら」。会場は、初めて聞くことにウーンとうなり声。

死を迎える時には、心が解放されていることが大切だ。争いや悔い、恨みや憎しみがあると死ににくい。他者を許容し、謝り、そのことで許し許されが成り立って、心は平和になる。会場では習いたての五つの言葉を、指を折って反復している人もいた。

ただ、である。山陰の人に、いや日本人にはどうもしっくりしない言葉がある。

「あなたを許します」、なんか言いにくい。鳥取弁だと「ええけえ」。

「愛してます」、これも照れる。「好き」かな、これも恥ずかしい。目でしゃべるしかない。

「さようなら」、これは使える。でも、「じゃあ」とか「おさきに」の方が言いやすい。

誰もが自分の言葉でしゃべらないと、言葉は浮く。

今まで、多くの人は無言で終わっていった。無言の味も確かにある。表情が物語る。ただ、死後、残された家族が無言の世界をとらえ切れず、悩み、むなしさに襲われてしまうこともある。最期の言葉が残されていると、その言葉を支えに残された人は生きていくことができる、ということもある。

言葉は不思議な力を隠し持つ。「今夜、布団の中で奥さんの手を握って、五つの言葉、練習してみて下さい」、で健康教室は終わる。

その奥さん、きっとびっくりするだろうなあ。「あんたー、大丈夫?」って。

ぼくならどう言おう。「ありがとう」「すまん」「じゃあ」「ターラポ（星に出発する意味のぼくの造語）」「サラサ（意味不明語）」、これで五つ。

助けてあげて

なんであれ、持続することは難しい。持続はいかにして可能か。〈好き〉、これがあると、続く。持続の秘訣《ひけつ》の一番は〈好き〉。単純な動機も持続力がある。「困ってる人を助けたい」、これも単純さゆえに続きうる。金をもうけたい、のような不純な動機も、意外と持続力がある。

ぼくは医者になって三十年。大学の医局に属したことはなく、ただの臨床医。明けても暮れても、患者さんに呼び出される臨床医。なぜこんなに長く、ハードな仕事を続けているのだろう、と思う。

面白いから、が当たっているかもしれない。人の病気や老いが面白いのか、この不届き者、としかられそうだ。ぼくは、死こそが面白い、と抵抗する。死が面白い⁉ この変質者、と罵声《ばせい》を浴びせられそうだ。

なぜ面白いか。尊いからだと思う。人間が真剣で、正直で、逃走せず、堂々と死に向かっている姿が尊いからだと思う。人間に敬意を覚える。

〈医療者は患者さんのために尽くす〉〈患者中心の医療を〉という。ぼくは恥ずかしい。口にできない。そんな言葉を口にして、激しい臨床に居続けている人をあまり知らない。美しい言葉は傷《いた》みやすい。かえって、患者の悪口を言ったりして、汗流して、臨床に居続けている人に、声援を送りたい。へそ曲がりだ。

一通の手紙を、最近もらった。心の底にひそんでいた言葉が深海魚のように動いた。手紙は、小・中・高と同じ学校に通った友人のお母さんから。昔、よくはやったうどん店の女将《おかみ》だった。

――お元気ですか。八十五歳になるとよく忘れます。東京の友人が間違えて夜中の三時に電話してきて、明（友人の兄）に「とっくに寝てます！」としかられました。以後、はがき。皆寂しいですって。吉見さん、ご主人をお宅の診療所で亡くされ、感謝されてました。私の妹も、がんで他界して一周忌、早いです。私も目下、ろっ骨にひび、家でおとなしくしています。これ、何の足しにもなりませんが、バーサンのヘソクリ。笑わないで。どうぞ元気で。患者さんを助けてあげてね。――

ご馳走《ちそう》になったきつねうどんを思い出した。手紙の最後の行が、何の抵抗もなく心に届いた。三十年の臨床を支える言葉が、一瞬、照らし出された、そんな気がした。

死亡日指定⁉

診療所を始めた時、パンフレットに〈二十四時間いつでも診ます〉と書いた。借金返済のために、というわけではなかった。医者ってそういう商売だろうって思って。でも五十代後半になると、二十四時間はこたえる。時間指定の診察も心苦しいが、二十四時間は体苦しい。臨床って時間で悩む。

二月に「膵《すい》がんの末期なんです。三月三十一日に死亡するよう、お願いします」と、四十九歳の男性が入院してきた。死亡日指定は初めて。会社を始末するので、その日以降を生きてるといろんな出費がかさむ。商売もがん治療もやるだけのことはやったので、悔いはない、とすがすがしい。

指定の三月三十一日が過ぎた。「どうなってるんですか」と彼。「意外と進行が遅くて」と謝るぼく。「もう少し長引くかもしれませんが、いいでしょうか」とぼく。「長引くんですかぁ」と彼。「いやぁ、そんなに長くじゃないと思いますが」「あんまり生きると、困るんですけどね」と、妙な会話だった。

　城跡公園や土手の桜が散り、葉っぱが出始めたころの日曜の午後、「花見しませんか」と暇そうな彼を誘った。「葉桜でしょう」と彼。車で走っていると花の桜が見えた。「あそこ、どうです」。彼とぼくは同じ高校の卒業生。その高校の校庭の隅に、遅咲きの桜が二本あった。ブラスバンド部のトランペットの音が校庭に響く。空は春の青。「いいですねぇ、桜は」「こんな桜、ぼくらの時、ありましたかねぇ」

　ある場所を思い出した。昨年の二月ごろ「死ぬ前に、桜が見たい」と九十歳の胃がん末期の女性が言った。三月上旬までが精いっぱい、四月の桜は無理だと思った。「桜見に行ってきます」と三月上旬に看護師さん。車椅子《くるまいす》に乗せて、桜の木の下に連れて行った。近所の家に、早咲きのサクランボの実る桜が咲いていた。「ああ桜だ」と言って、女性は亡くなった。

　校庭の桜を見ながら、桜も懐《ふところ》ろ深いなと思った。少し早い桜、少し遅い桜、桜はかなりの時間の幅をもって咲く。

　十九時以降、日曜、祝日、診察しませんなどと言えぬ。それじゃあ桜に合わせる顔ない。「花の命にも幅がありますから、人の命にも幅を」と言うと、「少しくらいなら」と彼は笑った。この日は母校の校庭の桜に助けられた。

ボルタレン坐薬《ざやく》

臨床って、決められたことが脚本通りに進んでいる、と思われるかもしれない。そんなことはない。まるで海。荒れたり、凪《な》いだり、濁ったり、澄んだり。

Fさんは七十八歳の肺がんの患者さん。昔、銀行員。十三年前に奥さんを卵巣がんで亡くされ、奥さんの主治医もぼくだった。初診から二年が過ぎ、末期を迎えられた。二人の娘がいて、長女は嫁ぎ三児の母、次女は婚約中。

「下の娘が嫁ぐ日まで生きてたい」とFさん。その日が来た。担当ナースが、息切れするFさんに付き添い、式場の神社へ行った。病室に帰ると、「孫の顔、見たい」と笑った。

病状は進行。胸骨の痛み増強。痛み止めの坐薬を入れた。長女は弁当作りと仕事で忙しい。次女は新婚さんで忙しい。Fさん、胸を押さえながら電話を掛ける。「子どもや夫と、父親とどっちが大事だぁ」ガッチャン。娘が来ると痛みは小さくなる。娘が帰ろうとすると大きくなる。「痛い、えらい、さすれー」。訴えるFさんに娘たちが言い放った。「お母さんは、静かに死んだのに、お父ちゃん、文句ばっかりだがあ」

死を前にした父とのあけっぴろげの会話に感動した。病状はさらに進行。喀血《かっけつ》を生じた。娘は交代で泊まった。喀血は続いた。うなり声も漏れた。鎮静剤を使った。夜、病室に入ると、看病でくたびれた娘二人が、Fさんの両脇《りょうわき》に川の字になって、ベッドに寝ていた。二十五年前の家の光景が病室で再現していた。

夏の日の午前十一時、Fさんは他界。娘たち、「お父さーん」とボロボロ泣いた。

死後の処置が始まった。担当ナースが二人の娘さんと一緒に、Fさんの体をふいた。その時だった。「看護婦さん、お父さん、三途《さんず》の川渡る時、痛まないでしょうか？」「じゃあ」と、担当ナースはそこにあった痛み止めのボルタレン坐薬をお尻《しり》に入れた。「これも」と次女が残りのもう一つを差し出した。びっくりした。死者にボルタレン坐薬を使うなんて。すごい。薬理学的にこの坐薬、無意味だと思う。でも、意味のないものの意味、ということを娘さんたちの泣き笑い顔を見て思った。きっと、どこかで効く。

院長のぼくはナースに問いただした。「坐薬の医療費請求、どうなってる？」。ナースは答えた。「Fさんの手持ち分です」

土手のすかんぽ

「もういけません。死んだ方がええ思います」。長年のうつ病に前立腺《ぜんりつせん》がんを併発した患者さんである。元高校教師なので、「先生！」と呼びかけてみるが沈黙。応答なし。ところがある日、突然「貝殻節、歌いたい」と。ボランティアが急遽《きゅうきょ》病室に集合した。「なんの～、因果でぇ～、貝殻こぎ習うた～」。すると先生は「カワイヤノ～、カワイヤノ～」と合いの手を入れ、ニコッとした。先生回復か、と思ったが、「もういけません」と再びうつに戻った。せっかくの音楽療法も空振り。残念。でも、歌おうと思われた心がうれしかった。

歌うってこと、年々減っていると思う。歌を忘れたのはカナリアだけじゃなく日本国民。声帯は寂しいだろう。君が代斉唱や校歌斉唱じゃなく、町や村で、子どもや大人や老人がちょいと集まって歌ってるなんて光景、あこがれる。健康人でさえ歌わないので、病人の歌声は消滅に近い。

今のぼくなら、どんな歌を歌うだろう。診療所で大切な家族を亡くした人の集まりには「さみしくて　恋しくて　君への想《おも》い　涙《なだ》そうそう　会いたくて　会いたくて　君への想い　涙そうそう」（「涙そうそう」作詞・森山良子）を皆で歌う。「野に咲く花の名前は知らない　だけども野に咲く花が好き」（「戦争は知らない」作詞・寺山修司）も歌いたい。

三十五年前の歌も歌ってみたくなる。「学生の歌声に　若き友よ手をのべよ　輝く太陽　青空を　再び戦火で乱すな」（「国際学生連盟の歌」）。くたびれてきた使命感を注入し直したくなる。歌詞をちょっと替えた五十年前の歌も歌ってみたい。「土手のすかんぽ　ジャワ更紗《さらさ》　昼は蛍が　ねんねする　僕ら小学6年生（原詞は「尋常科」）今朝も通って　またもどる　すかんぽ　すかんぽ　川のふち　夏が来た来た　ドレミファソ」（「酸模《すかんぽ》の咲く頃《ころ》」作詞・北原白秋）。ほんとに、大声で、跳びはねて歌ってみたい。

ぼくが、診療所に流れてほしいなと思ってる一番の歌は、鼻歌だ。鼻歌はゆったり、のどかだ。決して怒らず、力説せず、おしつけない。歌詞変更自由。そこに鼻歌の思想がある。病気や老いや死がそこにあっても、鼻歌が漏れ出る一角や一瞬があって、不思議な落ち着きがあるそんなホスピス。それを目指したい。

海からの風

診察室の椅子に、医療相談の人が座った。「五十四歳の弟の明が、県外の知的障害の施設に入っとったんです。がんになって近くの病院に入院したら、末期は診ん、今週中に出て行ってくれって。背骨に転移して寝たきりで、家じゃわし一人で、よう世話できん。途方に暮れまして」

末期は診んって、なんと大胆、と思った。そんな人こそ何とかせねば、と思ったら、いい具合に病室が空いて、その患者さん、入院した。

「故郷はどこです」「東浜」。えっ、と思った。山陰線の車中で見えるが、まだ泳いだことのないあのきれいな東浜のことだろうか。「そう。長いこと帰っとらん」「帰ってみたい？　帰ってみたいでしょう」「う、うん」。なんだか誘導尋問みたいだった。

三月末まで大雪だったが、大型連休は鳥取も快晴。五月三日、明さんの久しぶりの「わが家へツアー」決行となった。看護助手が付き添った。意外とすいていて、四十分走ると海に出た。ＪＲ東浜駅の前の道を真っすぐ海に向かうと、「そこ右、そこ左」

と明さん、ナビゲーターになった。神戸、なにわ、姫路などの県外車がズラッと並んでいた。「そこ左、あれが家です」。車を降り、明さんを車椅子に乗せた。水平線が見えた。家の裏に出ると、もう、そこに海。やさしい砂浜が湾を作り、穏やかな春の日本海を抱えていた。白い波も、波の音も。遠くにサーフィンの若者の姿が点在。この集落で一番海に近い家、海と共にある家。いい家だと思った。

海からの風が吹いていた。風が違う。明さん、気持ちよさそうに吹かれていた。海のにおいがした。天日干しのワカメのにおいだった。落ちてるワカメを拾って、一緒に食べた。潮の味が広がった。

兄さんが畑から帰ってきた。「さぁ、どうぞ。夏はいい所ですが、冬は海鳴りで」。車椅子ごと家に上がった。車椅子からずれた明さんを直した。部屋の窓を開けると紺碧《こんぺき》の日本海。明さん、黙って海を見た。出発の時、「明、元気で」と兄さんが追っかけてきて手を振った。目に涙。

二日後の休日の午後、「どうでした、東浜」と聞いてみた。「よかった」と笑った。空と海の色、海からの風、潮の匂《にお》い、波の音、それらがこれからも明さんに届く工夫、どうしよう。

タケノコ林

電話がかかってきた。往診の依頼かと思ったら違っていた。「先生、タケノコが出とりますよ。採りに来なんせぇ」。日曜日の夕暮れ、車を飛ばした。梅乃ばあさん、くわを持って、谷の道端に座って待っていた。「この山はうちの山、好きなだけ掘りなんせぇ」。

食べごろの、背丈二十五センチくらいなのを、日没の光の中で四本掘らせてもらった。ウドも少し。

タケノコはおいしい。フキやシイタケ、あぶらげの炊《た》き合わせに庭のサンショウをのせたりすると、「旬《しゅん》」が盛り合わせになってやってくる。

思い出すことがある。関西から五十五歳の腎《じん》がんの男性が入院して来られた。独身で、八十三歳の母親が鳥取から看病に行ってたが、共倒れになると、故郷の鳥取に二人で帰ってきた。病気は進行、やせも進み、歩行も難しくなった。にもかかわらず、いつも笑顔で話していた。

「人間、我慢ですからね。痛みもこれくらいはね。気持ちが負けちゃあダメですよ。食べますよ、少しね。食べられなくなったら、人間、しまいでしょう」と笑った。食べられなくなった。体重はさらに減り、一人では立てず、車椅子となった。お母さんが静かに押してラウンジへ出向き、二人は日なたぼっこ。彼は車椅子でうつらうつら。

「行ってみたい所は？　してみたいことは？」と、目覚めた彼に看護師さんが尋ねた。かすれ声で、「そうですね、タケノコ林、見たいですね」。

海が見たい、大山《だいせん》を見たいはある。タケノコ林を見たいは初めてだった。あの体力でタケノコ林に行くのは難しい。車椅子に彼を乗せ、皆で持ってタケノコ林に入り込むのも難しい。そうだ、彼がタケノコ林に行くのが難しいなら、タケノコ林の方が彼の所に来てくれればいい。

ホームセンターに走った。大きめのプランターを買い、近所の山寺の和尚《おしょう》さんに、タケノコ二、三本と頼み込み、竹林に入った。プランターに土を入れ、タケノコ六本とシダの葉、笹《ささ》の葉を入れて雰囲気を出し、病室に持ち込んだ。ちょっと息切れした。首を持ち上げ、彼は箱庭のタケノコ林を見て、ニコッとした。お母さんが水をかけた。病室にタケノコ林がやって来たのは、ぼくの臨床人生で初めてだった。

メロン畑

生きることの意味は何か。臨床はやさしい答えを提出してくれることがある。

木曜の午後、ぼくは往診に行く。郊外に住む九十歳の弥助じいさん宅にも行く。前庭に緑の農耕用トラックがない。きっと畑だ。

弥助じいさん、早春のころ黄疸《おうだん》が強くなって、やってきた。総胆管がんだった。

「これもいっしょに入院させて」と、アルツハイマー病の奥さんの手を引いていた。

夜中、奥さん、徘徊《はいかい》。弥助さん、手を引いて病室を教えた。弥助さん、患者でかつ付き添い夫。ある処置で黄疸は引いた。

畑に緑のミニトラックを見つけた。もんぺ姿の奥さんの手を引く弥助さんの姿も遠くに発見。

「おーい」「やぁどうも。さぁこれ、見てやってつかんせぇ」

大きなビニールハウスだった。群生する緑が地を這《は》っていた。メロンである。

「あと、どれくらい生きられます?」

進行がんと分かった時、弥助さんは聞いた。メロン栽培を継続するか断念するか、生存期間で決めたい、と。ぼくは栽培続行を勧めた。そっちの方がメロンにありつける可能性が大きい、と踏んだ。次の回診では、「苗の注文の締め切りが近づいていて、例年百本ですが、どうしましょう」と尋ねられた。

無理して倒れられては元も子もない。ぼくは「半分」と進言した。一本の苗でメロン五個らしい。実ったメロンは親類や知人に送ってやる。皆が、あんなおいしいメロン他にはない、とはがきをくれる、それがわしの生きがいで、と破顔一笑。

ビニールハウスのメロンは順調に生長していた。「これ見なんせぇ」と奥さんが十センチくらいの玉になったメロンを手に取った。「これ雄花、これ雌花」と教えてもらった。弥助さんに聞いてみた。「何本植えたんですか?」「七十五本」。弥助さん、ニヤッと笑った。日焼け顔だった。ぼくもニヤッと笑った。

不思議だなぁ、と思う。例えば奥さん、家では終日台所で料理に料理。味はてんでバラバラ。お皿いっぱいジャムの夕食。畑にいると普通の農婦。弥助さんも不思議、いやすごい。進行がん抱え、病気の妻抱え、メロン抱え、生き生きしている。いや、抱えているからこそ生きる力が湧《わ》くのだろう。

「今一番困っていることは?」と聞いてみた。「作業衣のズボンつりが切れて、ずるですわ」

なるほど。

病気はどこかへ消えていく。参った。

あさって

月曜日は休み明けなので、外来がこみやすい。あくせく働いていると、なんだか昨日も月曜だったような錯覚にとらわれる。一週間は早い。昨日という感覚はあいまいになる。火曜から金曜も同じように過ぎるし、土曜日は往診日で、これまた昨日も往診日だったような気になる。

森山石松さんご夫妻は二人で百八十二歳。石松さん、寝たきり。ナミ夫人は認知症。「石松さんのこと愛してますか」とナミさんに聞くと、「愛するって？ ワッハハハ」と照れる。ぼけててもこれだけ照れられれば普通だ。「愛しとるって答えとけ」と石松さん。「じゃあ、ナミさんのこと愛してますか?」と聞くと、「時と場合だ」と間髪入れずのお答え、立派。それを聞いたのが昨日のようなのに、一週間前。あぜんとする。

今日という日はどうか。今日は今日で、これも早い。朝から夜まで、いろんなことごとが生じる。小さなことも大きなことも、うれしいことも悲しいことも。昼ご飯を急いで食べて、バタバタとすると夜になる。

明日という日はどうだろう。明日はすぐ来る。明日はすぐ今日になり、あわただしく過ぎる。日本の明日、若者の明日、と明るさや希望を期待されるが、明日はただ期待の重さに耐えているだけではないか。だから明日のことは考えないことにする。

好きなのはあさって。あさってと聞くとホッとする。期待される明日ではないからだ。明日とあさっての差は二十四時間。でも、時間では計れない距離感があり、その隔たりの上の広がりに惹《ひ》かれる。

五十九歳の肺がんの男性が、末期になって診療所に入院して来られた。古物商だった。不動産の相続のことで遺言を書かねばならない、まだ生きられますか、などと聞かれた。押し寿司《ずし》にウナギにざるそばを食べてから死を迎えたい、ともおっしゃった。終焉《しゅうえん》が近づいた。

「先生、いつ死にますか」と聞かれた。脈は触れる、尿は出る。ぼくは答えた。「あさってくらい」。「明日じゃないんですね？」「大丈夫、明日は大丈夫」「良かった。あさってかあ」

昨日は過去のすべての日、今日は追いかけられる日、明日は必ず訪れる緊迫の日。あさっては来ないかもしれないまぬけな日。そのあさってに、救われる。

手の力

携帯電話が鳴る。夜中の一時。「夏泊《なつどまり》です。痰《たん》が詰まって、母の呼吸、止まってるんです」。緊迫した声だった。

夏泊さんは五十二歳の肺がんの女性で、脳と脊髄《せきずい》に転移し、寝たきり。食べられず、しゃべれず、まばたきだけ。二十八歳と二十五歳の二人の娘が、最後まで家で過ごさせてあげたい、という思いで看病を続けてきた。いよいよその時が来た。でも、娘たちに見守られて良かったと思いながら車のスピードを出して家へ走った。着くと、なぜか救急車が家の前に止まっていた。「患者さんはこちらです」と隊員が救急車の中で呼ぶ。脈はしっかり触れる。呼吸はわずかにある。「先生の診療所にお願いします」と娘たち。家で見送ってあげたらいいのにとも思ったが、ここは二人の要望に応《こた》えようと、救急隊員に指示した。

診療所に到着した。死はもうそこにある。処置室で「どうします?」と娘たちに聞いた。

「最善を尽くして下さい」

「最善かあ」と心の中でつぶやいた。「挿管!」と指示した。がんの末期に気管内挿管をすることはまずない。ホスピスではタブーである。首が拘縮していて挿管に手間取った。やっと入った。痰が出てきた。アンビューバッグ(手動式呼吸器)を挿管チューブにつなぎ、手でバッグを押し、空気を送った。二階の病室に移った。

どうしよう。ホスピスに人工呼吸器はない。「君たち三人で、こうやってこのバッグ押してくれんか」と頼んだ。「はい!」と三人、生き生きしている。夏泊さんは離婚後、三人の子を一人で育てた。二十三歳の弟がやってきていた。一人一時間の手動式人工呼吸器になり、手の力のリレーで母の命をつないだ。朝を迎えても交代で、コーヒーを飲み、仮眠し、人工呼吸器になった。今まで呼吸器がある病室は冷たいと思っていたのに、なんだか温かかった。

昼前に、医療機器レンタル会社から、手のひら大の自動的に空気を送り込む簡易呼吸器が届いた。「可愛《かわい》い。これならホスピスに似合う」とナースたち。手動式呼吸器から解放され、三人は雑魚寝《ざこね》姿でテレビや漫画を見、スナック菓子をつまみ、笑い、眠り、の一時休戦。いつもの居間が戻っていた。

臨床は決まったように進まない。思いがけない道に出る。その道で、臨床の広がり、深さを教えられる。

飲まない薬

久しぶりに講演会を開いた。テーマは「養生」。今風に言うと「生活習慣病対応」だろうか。養生の方がいい。

空港に講師を迎えに行った。飛行機は十五分遅れていた。待合所でウトウトとした。夜中に急患で呼ばれ、ついつい。

到着口で待っていると「先生の『心のくすり箱』、今読んでます。いいですねぇ」と見知らぬ人に声を掛けられた。十数年前に毎日新聞に書きつづらせてもらった一冊。講師無事到着、鳥取初めて。

講演が始まった。「養生を一字で表すと何でしょう」と講師が会場に尋ねた。ぼくは「慎」かと思ったが、白板に「畏」と書いた。確かに、現代人のぼくらは「畏《おそ》れ」を忘れている。

ポケットの携帯電話が振動した。そっと抜けて診療所に戻った。九十歳のりんさんが最後の息をし、首の皮膚が弱く動いていた。家族は北海道。二週に一度、札幌—鳥取を往復されていた。電話で様子を伝えた。看取《みと》ったスタッフ五人で、りんさんの好きなミルクティーでそっと口をぬぐい、会場に戻った。

熱心な聴衆のおかげで、講演会は無事に終わった。ぼくは急いで、死亡診断書を書きに診療所に戻った。病室に入ってびっくりした。鮮やかな赤い実をつけたぐみの枝が、束になって花瓶に生けてあった。おしゃれな香り、静かな化粧。

あくる朝、息子さん夫婦、鳥取に到着。ラウンジでのお別れ会で、「この道」（北原白秋詞・山田耕筰《こうさく》曲）を皆で歌った。「この道は　いつか来た道　ああ　そうだよお母さまと　馬車で行ったよ」

一泊した講師も一緒にお見送りをした。「唱歌で送るっていいですね」

診療所の食堂で昼食を食べながら、薬について雑談した。薬玉は厄除《やくよ》けのために、家の柱や自分の服に付けたりしたもので、服薬とも言ったとのこと。服薬とは、飲まない薬が語源だとのこと。面白い。『心のくすり箱』もその路線の本。

赤いぐみの実もミルクティーも化粧も「この道」も、きっとりんさんの服薬たち。
講師を空港に送る前、近所の無人の家の庭に泰山木の花を見つけた。鼻を花に近付け、「生まれて初めての香り」と講師。上品な泰山木の香りをぼくも講師も楽しんだ。

身体《からだ》と言葉

生まれ故郷の鳥取で、ホスピスケアのある十九床の「野の花診療所」を開き、一般外来に往診にと、慌《あわ》ただしい生活を始めて三年がたった。「どうだった？」と聞かれると、「えーと」と答えにならない。

でも、三年の経験の中で気がついたことはある。一つは、大切なことは身体、ということ。

身体に生じている病的なできごとを早期に、近代医療のあれこれと自分の五感を動員し、正確にとらえて対処すること。体は生き物、体は火山。刻々と変化する。がんの末期に至っても、このことは大切。身体を的確にとらえること抜きに、医療の場での信頼は成立し難い。

もう一つ、大切なことは言葉。総合病院で一言「治らんもんは治らんですよ」と言い放たれ、見捨てられた気持ちで訪ねて来られるがん末期の人たちがいる。残念ながらぼくも同じ口調の勤務医だった。「ゴメン」と代理謝罪する。患者さんは事実だけを知りたいのではない。共に闘ってくれるのかどうか、その響きの有無を嗅《か》ぎわける。「たまに手を抜くかもしれませんが、やりましょう」「抜くんですかあ」「いや、あの―」

患者さんの言葉は、こちらが変わると変わる。のびやかになる。ぼくが求めるのは、いろんな患者さんや職員が互いに工夫する治療空間。

ビビ、ビビ

あらゆる患者さんを好きになることは不可能。でも憧《あこが》れはある。どうしたら好きになれるか。イソギンチャクを思い浮かべる。何本もの触手があって、一本が何かに触れてビビとくると全体が縮む。ぼくら医療者も触手を持っていて、患者さんの何かに感じてギュッと患者さんを包み込む。いろんな触手を増やしていくこと、それが宿題だ。

　去年の冬、九十二歳のおばあさんが受診した。柔和な日焼け顔、お百姓さんだった。顔を見て、ぼくの触手はビビとなった。胆のうがんの末期。本人には胆石症と告げた。しばらく家への往診、となった。家は谷の村。山や川を見ながら車で走る。ぼくの疲労は吹き飛ぶ。

「まあ、ようこそ」と庭先まで笑顔のお出迎え。そのまま田んぼの向こうの清流岸の畑に案内された。たわわな柚子《ゆず》の木。「取りなんせー」。おばあさんの部屋から稲田や里山が見えた。

　黄疸《おうだん》が強くなって入院。

「胆石じゃあないでしょ？」

　ぼくを見つめた。

「胆のうがんです」

　その瞬間、シワの刻まれた顔がピクッとなった。生まれて初めて、九十二歳の人のピクッを見た。心は何歳でも震える。ぼくの心も共振した。

「わし、先生のこと大好きです」

　昔は照れた。今は照れない。

「診療所で死なせてつかんせえ」

ぼくの手を握った。握り返した。患者さんもイソギンチャクの触手を持っている。ビビ。ぼくもビビ。亡《な》くなった。

患者さんからの好意は医療者を包む。包まれた経験が、患者さんへの好意に戻っていく。

受容の受容

電話が鳴る。「そちらで死なせてもらえませんか」

ドキッとする。

「子宮がんなんです。末期で、独り暮らしで」

「どうぞ」と返事する。翌日、関西からその人はやってきた。

「死んだら、人間しまいでしょ」

そうでもないけどな、と思いながら夕方の回診の時、「死と成長、このおかしなパートナー」という米国の精神科医の書いた小文をコピーして渡した。

翌日、「先生、私、目からうろこです。死ですべては終わりなんかじゃない。私、死、受容しました」

よかった。女性は化粧をして生き生きと関西に帰っていった。

しばらくして、息子さんから電話。「母がおかしい。手に負えないです。入院させてほしい」

彼女の表情は変わっていた。「私は神です。死を受容した神です。神さまと呼びなさい」

ナースも医者も呼び捨てにされ、殴られ、茶をかけられた。薬も点滴も拒否。妄想は続いた。診療所の皆が交代でそばにいた。

「あなた方は無抵抗なのね」とナースに言ったので、心を改めて暴力を中止するのかと思ったが、つねり続けた。ボランティアやナースの無抵抗は続いた。持久戦だった。

やすらかな死をぼくらも患者さんも望む。でもそうはいかないことが現実に生じる。でも、つらいのは彼女。耐えよう。

ある日、彼女がぽつんと言った。

「私、罪深いことをしました」

死は静かに来た。

受容した人を受容する難しさ、を教えられる。

大切なこと

婦人が診察室で訴えた。妹の頭に大きながんができて、妹は半分死んでいる。ガーゼ交換で朝九時に大病院に行ったら午後三時まで待たされ、表面のガーゼ交換だけで終わり、治らん病気だから入院しても意味ないと帰された。何とかならないか、と。

入院してもらった。驚いた。腫瘍《しゅよう》は何カ月もガーゼに覆《おお》われたままらしい。女性は青白い顔で、衰弱して、細い腕で大きな腫瘍を押さえている。「すいませんね」と小声がした。

ガーゼの下にどんな腫瘍があるんだろう。においはどうしたらなくせるだろう。いろんな課題が浮かぶ。ナース全員が病室に集まった。温かい生理食塩水をかけた。「そうっとね」「そこ引っ張って」「一枚めくって」。出血した。鮮血だ。「押さえます」。消毒したり、はがしたり、切ったり、圧迫したり、十二本の手が入れ替わり立ち替わり腫瘍の上で交差した。皆、何とかならないかと思っている。

白いガーゼの下の黒いガーゼが姿を見せた。最後のガーゼがはがされた。消毒し、ガーゼを当て、真新しいガーゼで腫瘍を覆った。においは消え、代わって病室のフリージアの香りが漂ってきた。「ありがとう。気持ちも楽になりました」と女性が笑った。こんな腫瘍を抱えて笑える人を、すごい、と思った。

大切なことは何だろう。関心、だと思う。関心が消えると道は閉じる。関心が湧《わ》くと道は開く。

おやすみ

患者さんが亡くなると玄関で深く一礼し、お見送りをする。たくさんの人を見送った。でも、一度だけ、亡くなった人を、玄関で迎え入れたことがある。職員の伸ちゃんだった。

伸ちゃんは四十四歳、アルコール依存と自傷行為で受診し、そのまま診療所の職員になった。外掃除からトイレ掃除、ゴミ集めに買い出し、と本当によーく働いた。

伸ちゃん、肝がんだった。治療を大きな病院で受けていた。酒がやめられず、肝硬変は進行し、時々、吐血した。飲むのは安物のウイスキー。仕事が終わるとグビーと飲んだ。お母さんは「女つかまえんと酒つかまえて」と大声をあげた。

伸ちゃんは言葉が少ない。「おはよう」「ふうー」。ラウンジで患者さんのお別れ会をする時、他の職員が多くを語っても、伸ちゃんはただ一言。患者さんの耳元で「おやすみ」。

伸ちゃん、酒が過ぎ、血を吐いた。ぼくが「飲んだら死ぬよ」と言うと「おれ、死んでもいいもん」。

出血止まらず、大きな病院に運んだ。手を尽くしてもらったが、助からなかった。

ぼくらは大きな病院の地下の霊安室に迎えに行った。診療所に戻ると「おかえり、おかえり」と職員が迎え出た。皆に愛されていた。病室のベッドに伸ちゃんは横たわった。白い花が枕元《まくらもと》に並んだ。あこがれのバランタイン・ウイスキーで唇をぬらした。

「わしを置いてどこゆく気だ」とお母さんが泣いた。職員の一人が耳元で言った。

「伸ちゃん、おやすみ」

走りきる

「先生！　診療所の玄関の駐車場で誰か大声で叫んでます」

二階から下りると、救急車が止まっていた。同乗してきた医者が枕元で首を横に振る。「お父さーん」「あなたー」。叫び声が救急車の中で反響した。

中に横たわるのは、ぼくの高校時代の同級生。故郷の鳥取が好きで、この町の夏祭りを育てた男。がんだった。一年半前に見つかり、説き伏せて、総合病院で手術を受けてもらった。

術後、携帯に電話がかかってきた。「再手術って言われたが断わったよ」

すぐに病院に向かった。真っ白な顔。主治医に説明を聞いて病室に戻った。「このままだと死ぬ。受けよう」。彼は承知し、手術は成功。

術後、地元料理が食べられ、日本海を眺めることもできる、鳥取独自の癒《いや》しの空間の建設を夢見て走り回った。病後はゆっくり、と助言しても、「確かにおれはがん。でも、おれから夢を取ったら、死んじゃうよ、ハハハ」だった。

一年たって黄疸が出た。「死ぬ時は君の診療所だ」。そう言って、可能な治療を求め東へ西へ。そして二日前、ぼくの診療所に転院すると電話が入った。「鳥取砂丘が見えたころに、呼吸が変わって」と同乗の医師。マラソンを走り切った黄色のいい顔が、叫びの中にあった。

心を解く

体と心は、つがいのようにいっしょにいる。元気な時も病気の時も、老いた時、死が近づく時もいっしょにいる。

死が近づくと、体の苦痛から解放されたい、と誰もが思う。それに終わらず、心の解放を誰もが望む。どんな人にも、死を前にすると、大小に差はあっても、心の底に沈んでいた家族や友人、その他の人とのわだかまりが浮かんでくる。

死と無関係の時には、「非は相手にあり。自分は犠牲者」と思えていたのに、死が近づくと、自分の悲しみは小さく見え、悲しい顔をして肩を落としていた相手の姿が大きく見えてくる。詫《わ》びずには、死ぬに死ねない。

阪神ファンで、ふだんは明るいがん末期の男性が、暗くなることがあった。「死ぬ前に別れた妻に会いたい」と言った。会社の倒産、女性問題をきっかけに離婚。長男が京都から、十年ぶりにその人を連れて来た。男性は、病室のベッドの上に正座した。「すまん」と一言言い、頭を下げた。そのあと、すがすがしい顔の日々が過ぎた。

妊娠中に夫を亡くした女性が、女一人ではこの子を育てられないと、年長の男性と再婚された。三十五年がたって、女性はがんの末期を迎えた。「心から好きで結婚したんじゃなく、私の打算が働いた結婚です。主人に感謝を言いたいし、詫びたい」と言われた。

死が近づくと、だれもが、詫びたくなる。詫びることができると心は解かれ、心も体も、少しは和やかな宙に浮くことができるようだ。

ひいきメロン

昼ご飯を食べに、診療所の食堂「ターラ」(ネパール語で星のこと)に入ると、「先生、在宅の田中弥助さんから、メロンが届いてます。段ボール箱三つです」と、厨房《ちゅうぼう》の森本さんが言う。「田中さん？　誰だ？」と考え、「ああ、弥助じいさんかあ」と思い当って手を打った。総胆管がんで、アルツハイマーの奥さんを連れてメロン畑に出ている姿を見てると、がんもアルツハイマーもどこかへ消えていく、と思わされた、あの弥助じいさんだ。

鳥取の市街地から少し離れると、小高い所を山陰線が京都に向かって走っている。三月にはこぶしが、四月に山桜、五月にタニウツギ、そして六月はネムの花が沿線の山に咲く。その花たちを見ながら、弥助じいさん宅に往診していた。

メロン作りを許可したが、実際に作るかどうかより、希望を持ち続けて欲しいと思ったし、作っても、実るかどうかより、作る過程を楽しんで欲しいと思ったし、実っても届けて下さるかどうかより、収穫を喜んで欲しいと思ったし、などと言ってはみたものの、ほんとは、弥助じいさんのメロン、一口食べてみたーい、が本心だった。

「やったー」と叫び、三日月形に切って並べてあった弥助じいさんのメロンにかぶりついた。

「うまい！　日本一！」

ところが、である。弥助じいさんを知らない職員や入院患者さんの中には、「少し硬い」とか「甘みがたらん」という感想があった。どうしてなのだろう。確かにスーパーにはもっと高級なメロンも並んでいる。糖度測定値が表示されて、客観的においしいメロンもある。でも、弥助じいさんのような背景は見えない。ぼくの脳に、「おいしい」という味覚刺激が、舌がメロンに触れる前に走ったのだろう。ぼくのえこひいき。薬だってそう。同じ睡眠薬なのに、A先生からもらったら眠れるのに、B先生からもらったら眠れない、ということはある。口にする前に反応する刺激系があることを、ぼくらは忘れる。食べる前の、物語をこそ育てるべきなのに。

前倒し

三月、左半身まひの五十五歳の男性が受診した。CTを撮ると大きな脳転移。「やっぱりな」と本人。原発は大腸がんで約二年前に手術済み。入院した。「カラオケに行っていいですか」と奥さん。「こうなったらお通夜《つや》の前倒しや」と本人も。二人とも一大事をかかえながら、ひょうひょうとしている。誘われてネオンもまばらな日曜日のスナック街へ。季節外れの大雪でボタン雪が降っていた。「長崎はー、今日もー、雨、だったー」。セミプロみたい。「健康の水売ってたのに、わしの方ががんになって」と言って酒をついでくれる。「がんなのにここまで生きたのはあの水のおかげ、と考えようよ」と奥さんは励ます。

彼の友だちがいろんな色やにおいの可愛《かわい》い春蘭《しゅんらん》を持って見舞った。見違えるくらいの元気が戻って、春蘭のあれこれを解説。家族や友人が入れ替わり出入りし、ラウンジではみんなで寿司《すし》パーティー。

五月、「わし、本気で、あの世信じてます。女房に、この世はお前と一緒でよかったって、礼言いました」。奥さんは「うそ、うそです」と目に涙。

六月中旬、衰弱《すいじゃく》が進み、「お風呂《ふろ》どうしましょう?」とナース。「入ってもらおう」とぼく。その日、青々とした菖蒲《しょうぶ》が届けられた。「湯灌《ゆかん》の前倒しの風呂だね」とぼく。「菖蒲で勝負ですか」とナース。「いいにおい」と奥さん。彼のつかる湯船に、窓からさわやかな風が入ってきた。

絶品イチゴ

土曜日は往診日。

千代川《せんだいがわ》の橋を渡って、寝たきりの下田のじいさん。「調子、ええですよ」

ぼくは庭のイチジクの大木も診察する。実がいっぱい。

西へ。九十三歳のハルちゃん。脳梗塞《のうこうそく》再発で衰弱進行。次は認知症のミナさんと難病の豊じいさんとネコの家。みんな午前から昼寝。シーン。それにしても、蒸し暑いわあ、と車の中で文句を一つ。

吉岡温泉に肺がんの鉄さんが住んでいる。「楽に逝《い》かせて」

銭湯をしり目に山道を入る。アジサイ、ウツギ、アザミ、木イチゴ、夏椿。ぼくは深呼吸。

谷の奥の村に一彦じい。「飲みません」「飲んだ」と、ばあさんとけんか。アルコール症に失禁。「入院させて」「せん」

山道を下って次の峠へ。青々とした稲田が広がる。風にゆったり揺れる。目が癒《い》える。

「腰が痛みます」と千代おばあさん。多発性骨転移。「薬、増やしましょう」。大きな農家に一人。

その後、隣の村の胃がん末期の安じいさんの家に行く。いつもと違って息が速い。顔が蒼白《そうはく》。もんぺ姿の奥さんが心配顔。輸血の必要ありと判断する。診療所に車を飛ばす。輸血の段取りで、二往復。診療所に帰ったところで「ガタガタ震えて」と電話。結局、診療所に入院。

行ったり来たりで疲れた。でも、帰りに奥さんが「今となっては夫を愛してます。一日でも長く生きて欲しい」と無農薬栽培のイチゴをくれた。車中でつまんだ。絶品。疲れは、疲れた場で癒える。

いのち飛行

小柄な女性が、妊婦さんに付き添われて来た。

「私、一人娘の出産の手伝いに東京から来ました。それと、私の最期《さいご》をこちらでと思って」

七年前から後腹膜の悪性腫瘍《しゅよう》であらゆる治療を受けてきたとのこと。六十四歳。七十九歳のご主人と二人暮らし。

娘さんの出産は無事に済み、帰京されて一年がたった。この間、女性の病気は進行し、娘のいる鳥取に一人でやってきた。往診が始まった。

「おばあちゃん、これ」「きゃあ、おばあちゃん、カエルさん、嫌いなのよ」

三人のいたずら坊主に囲まれていた。

病気を受け止め、死を見つめる柔らかい力を持っておられた。腸閉塞《ちょうへいそく》と貧血が進行した。

「死ぬ前に、一度家の整理に、東京へ帰っていいですか?」

病状を考えて迷ったが、「どうぞ」と答えた。東京からご主人が迎えに来て、無事に東京の家に帰れた。

十日がたった。「大量に嘔吐《おうと》し、近くの病院に入院したようです。鳥取を切望してます。病室、お願いします」と娘さん。

娘さんのご主人が前日に、東京に飛んだ。向こうの主治医は機内まで付き添うそうだ。だったらこっちは、病室を用意し、鳥取空港まで迎えに行こう。

移動の日の朝、娘さんから電話がかかってきた。

「先生、母は四十度の熱で肺は真っ白ですって。でも、マゴニアイタイって言ってるそうです。子供と東京に行きます」

その日の夕方、娘さんから再び電話。

「先生、母、嘔吐して誤嚥《ごえん》し、息が止まりました。残念です」

残念。皆で支えたい患者さんだった。東京の病室に、一礼。

ペルソナ

診察室に役者のような顔の、背の高い男性が入ってきた。七十三歳、不安な顔をされている。

元高校校長。病名は手足の筋肉や呼吸筋が動かなくなる、筋萎縮性側索硬化症《きんいしゅくせいそくさくこうかしょう》（ALS）。ハンガリーに旅行した時、突然、言語障害を生じ、帰国後の検査で、診断がついた。

「ここで最期をお願いできませんか」

ぼくは困った。後日、調達したALSのパンフレットとビデオを渡し、病気が進行した時の対応を考えて、と言った。次の時、笑顔で「決めました。家族の苦労を思うと、呼吸器はバツ」と手で示した。

病気は進行した。まず言葉が聞き取りにくくなった。それから嚥下《えんげ》困難となり、やせた。高カロリー輸液を始めた。

家は退屈と、毎日診療所のラウンジに来て、八時間の点滴をして過ごした。時にお茶会、時に演奏会、時にひとり昼寝。「ココカイテキデス」と直立一礼。でも歩きにくくなった。

血中酸素濃度が下がり始めた。呼吸不全だ。入院した。改めて聞いた。「呼吸器、どうします?」「いりません」ときっぱり。「死が来ても?」「はい」

奥さん、息子さんにも聞いた。「生きていて欲しい、でも父の意志は尊重してあげたい」

ナースも男性の意志を了承した。

五日後に下顎《かがく》呼吸が始まった。もう一度耳元で聞いた。意志、不変。下顎呼吸は三日続いた。

静かなペルソナ（彫像）のような顔に秘められた、揺るぎのない意志を、家族と一緒に見つめた。

庭の桜

診療所を始めて一週間、病室がガラガラのころ、肺気腫《はいきしゅ》の石谷与平さんが肺炎で入院してくれた。勤務医の時、主治医だったので、うれしかった。肺炎はよくなったが、五歩歩くと、フー。

病室でも息は切れる。プロ野球を見ながら世間話。「庭に桜の木、二本植えた、フー」「鳥も来る。桜見てると、気が休まる、フー」。退院した。

年々、呼吸不全は進行。去年の秋は重症で、病院の集中治療室（ＩＣＵ）に入室した。三カ月がたって、十二月下旬に退院できたが、歩けず、ベッド上の生活で、往診を依頼された。

与平さんの家に行った。ああ、これだと思った。いい庭だった。雪が舞い、桜の枝が白くなっていた。「十九年前、主人が植えましたの」と奥さん。

今年の三月上旬の午前零時、「息苦しい」と電話があった。冷や汗と頻《ひん》呼吸。呼吸不全の末期だった。救急車を呼んだ。再びICUへ入室。呼吸器装着。その後、気管切開術。ICUに見舞うと、ぼくのことがわかって握手。病状は回復しなかった。

　春が来た。桜が咲いた。近くを往診で訪れた時、石谷さん宅に寄った。留守。ワンワーンと犬に吠《ほ》えられながら、庭の二本の桜をパシャッと撮ってICUに届けた。石谷さん意識混迷。

　二週間後に他界。奥さんが先日、診療所に寄られ、「主人、あの写真、すっごく喜びましてねえ」と玄関で一礼された。石谷さん、写真の桜、見たんだ。「いやこっちこそ」と、長年の闘病に、深く頭を下げた。

カントリー・ドクター

「尊敬する医者は誰」と聞かれる。返答に窮する。「あこがれる医者は」と聞き直される。「アーネスト・セリアーニ」と答える。アメリカ・コロラド州で働いていた、田舎の開業医。会ったことは、もちろんない。

　第二次世界大戦のサイパン・レイテ島・沖縄を撮り、近代化の波の中で人間性が剝《はく》奪《だつ》されるピッツバーグや水俣《みなまた》を撮った写真家、W・ユージン・スミス。彼の作品集の中に、セリアーニの日常をとらえた「カントリー・ドクター（田舎医者）」が収められている。

ユージン・スミスは一九五四年に、西アフリカのランバレネで活躍するシュバイツァー博士の様子を、百七十六枚の写真に記録している。でもその六年前の、ぼくが生まれた一九四八年に撮影した「カントリー・ドクター」の三十五枚の方に、深い共感を覚える。

どの写真も、田舎医者のありふれた日常だ。小学生に予防接種。レントゲンを撮り、自分で現像。赤ん坊の出産。顔面に外傷を負って泣き叫ぶ幼児に縫合処置、老人への小手術、それを終えて、立ったままコーヒーを飲む姿。

夜中、電話で起こされ、瀕死の老人が運び込まれる。大きな病院へ送ろうと、担架で老人を運び出す。衰弱した、でも崇高な老人の顔が、写し出される。そして疲労した顔で、雨に打たれ往診するセリアーニの後ろ姿がある。

五十七年前の写真が、今も生き生きと迫ってくる。目指せ、セリアーニ。何げない田舎医者の日常に、今改めて感動する。

意気投合

「ぼく、がんの末期でね、近々死ぬと思います。最期は先生にと思ってますから」先輩の内科医から電話。まるでひとごとのように淡々と語られた。家におじゃました。お互いに歳月を重ねていた。「家で死のうと思ってますから」と先生。奥さんにも「よろしく」と言われ、「じゃあ、そうしましょうか」と、妙な意気投合だった。

昔、先生は医局で、よく碁を打った。後輩のぼくに言った。「治る人は治るし、治らん人は治らんよ」。ふーん。そうか。

がん性疼痛《とうつう》があり、先生は鎮痛剤を希望された。指定された薬はひと昔前の薬。「今はもっといい薬がありますよ」と言うと、「そう、君にまかすよ」とおっしゃった。「がん末期になると、人間、ね」と先生。何だろう? 「歯医者に行きたくなる」「それと、ぼくは、碁会所に行きたくなる」。そうかー。

街の喫茶店の二階の碁会所に、奥さんにおしりを押してもらってたどり着かれた。

何も知らぬ相手は容赦なく攻め、先生惨敗。そのあと、かき氷&カレーのお店に。「かき氷おいしかった。街の風はいいですね」

薄い生地の氷ができる家庭用かき氷器を、奮発して診療所用に買ったところだった。よし、届けよう。先生は喜んだ。「これはいい。これで夏が越せそうだ」

すべてに素直だった先生の態度が忘れられない。いずれその道をぼくも歩く。

先生が亡《な》くなったあの夏から一年が経《た》つ。

生きてたあ

富さんは七十九歳、中国山地の村のお百姓さん。米や葉ワサビを作り、深山の枝打ちをする。初雪の日には餅《もち》をつき、二升の餅を一人で食べたこともある。

三十七年前、ぼくらが村の農家を一軒借りて共同生活をしていたころ、「ミズブキ食べろ、酒飲め、風呂《ふろ》入ってけ」ともてなしてくれた。恩がある。「わし、マムシ怖くない、オナゴが怖い」と笑わせてくれた。

その富さんが、がんになった。町の病院で手術を受け、外科医は長くて六カ月と予測した。術後は月に一度、ぼくの診療所に来るはずだったのに、顔を見せなかった。忘れたころに「ヤマシゴトイソガシイ、クスリ送レ」と電話がかかった。おお、生きてたあ、と思った。村の暮らしが富さんを元気にした。術後一年半たち、立てなくって、この一月、診療所に入院してきた。

入院してしばらくすると「帰る。わし、山の村に帰る」と毎晩言った。村は三メートルの雪。皆が頭を寄せた。冬晴れの日曜日、村行き決行！　村は雪にこっぽり埋もれていた。息子に背負われ、居間に運ばれた。

ガラス戸の向こうの、テンの足跡のある雪原を富さん、懐《なつ》かしそうに見つめていた。うれしそうに、誇らしそうに。

十日後、静かに他界。

揺れる

日曜日の病棟、「ちらし寿司《ずし》でーす」と厨房《ちゅうぼう》の人たちが、お昼ご飯を配っている。

人工呼吸器装着の南留吉じいさんの病室で、壊れかけのトランジスタラジオからシャンソンが流れていた。ピーピーと呼吸器のアラーム音が響く。痰《たん》が多い。痰を吸引する。

「……」。声は出ない。「コ、コ」までは口パクで読み取れた。よく「コロシテ」と言ってたので、「コロシテか？」と聞いてみた。首を横に振る。「コーラ？」と聞き直した。うなずいた。南さん、コーラが大好き。二センチ角のスポンジ付きの紙棒にしみ込ませると、ジュッとコーラを吸って、ニヤッと笑った。「イキ……」、何だろう。「生きたい、か？」。大きくうなずいた。

　隣の病室には肺がん末期の静さん。

「家におる時は痛うて、えろうて、舌かんで死んだらぁ思って。かんだら入れ歯ガクガクで死ねれんで」と笑う。「楽になったら、今度は生きとうなって。まあ、人間ってええ加減なもん」とまた笑う。村の六地蔵さんの、赤いよだれ掛けを五十枚縫うと張り切る。不思議な力だ。

　その隣に、子宮がん末期、大量の出血で入院したスエばあさん。「自分の病気のことどう思ってますか」と聞いてみた。「さあ、治そう思やあ、治りましょうやあ」と答えた。ナースが「さっき、わしゃあ死んだ方がええって言われてたのに」。

　皆の気持ちは揺れ、皆の言葉も揺れる。それでいいんだ、と思う。南さんの部屋から、今度は二胡《にこ》の曲が流れていた。

未練がひとつ

遠くの人からの電話だった。「そちらで最期《さいご》を迎えられますか」

「はい」と答えると、三日後に荷物を抱えて、その人はやって来た。小柄な五十代の女性で乳がんの全身転移。

「楽に逝《い》かせて下さい。命に未練ありませんから」

翌日、「未練、ひとつありました。主人と離婚したい。できますか」

患者さんと家族の希望に添うのが、ホスピスケアの精神だ。死の前の結婚式というのは何例かあった。離婚は初めて。こんな時、どうするんだろう。

病状は落ち着き、退院。

女性は家に帰らず、娘を呼び、診療所の近くのアパートで暮らし始めた。ぼくは往診で通った。女性はやせた。三カ月後に咳《せき》が強く、再入院。

潜伏先が発覚して、夫と息子がやって来た。

「ここにいたんか」「リコン、シタイ。トドケニ、ショメイ、シテ」と弱々しい声で女性。

夫はラウンジで、「ショックでした。自分の人生が覆《くつがえ》されたようで。でも、それであいつの心が安らぐなら、届け、出してやります」。

夫に同情するナースもあった。

病状は急速に進行。娘が市役所から離婚届をもらってきた。夫が署名捺印《なついん》した。女性は一人で座れず、ペンを握るのがやっと。一日待つことにした。

夫が「お前、がんばれよ」と励ます。何だか変だった。書けた。夫が市役所に走った。「受理されたぞ、よかったな」。女性は小さな声で「アリガトウ」と言った。翌日、他界。

死は時に、人間関係の再建や崩壊を、強い力で人にせまる。

星からメール

手術イヤ、抗がん剤もイヤ、モルヒネも入院もイヤ、と言っていた三十四歳の女性が入院してきた。

小学五年生の一人娘がいて、「母親として何もしてやれん、できるのはメールを打つことだけ」と嘆いた。

九月、運動会の日が来た。看護師さんに支えてもらって、小学校の図書室で観戦した。おばあちゃん作の弁当を夫と娘と食べた。「楽しかった」と彼女。

病気は進行。彼女は死を口にした。「私、死ぬんかなあ。死って、しんどい?」。ぼくは彼女に聞く。「死んだらどこ行く?」「たぶん天国、というか星に行く」「いいよ、その感じ。こんな時代だから、天国からもきっとメールが送れる。携帯、持っていった方がいい」「いいね、その感じ、ハハハ。でも、死にたくないなあ」。

十日後、「生きたいの半分、死にたいの半分」に変わった。衰弱は進行。十月下旬、娘さんとご主人が手を握る中、「サイコウダッタヨ、アリガト」と言い残し、彼女はこの世を去った。

死後、看護師さんと家族がお風呂に入れた。薄化粧をしてもらった彼女は安らかな顔。ベッドに横たわったままエレベーターで屋上に。秋晴れだった。家族も友人も職員も、彼女の周りに集まった。初めての屋上でのお別れ会。

「私たち、ここを家のように思ってました」とご主人があいさつした。胸にジーンときた。松山千春の「君を忘れない」を、皆で合唱した。高い空を、秋の雲がゆっくりと流れていた。メール届くだろうか。

冬の星座

診療所は、屋上付きの二階建て。でも冬は雪で誰も屋上に上がれない。二月下旬、雪が消え、屋上に人影が現れる。

脳腫瘍《のうしゅよう》の中学三年の武くんが、運動靴で歩行練習をしている。左半身まひ。めざすは卒業式への参加。いちに、いちに。見習理学療法士が声をかける。

入院が長引き、「次の行き先、家か老人施設か」とぼくに問われ、「ここに置いてくれ」と答えた白髭《しらひげ》の八十五歳の鉄じいさんが、ベッドに寝たまま上がってきた。まばゆい光を受け、「春か?」と聞く。昔、馬に乗って、この辺りの迷路道を散歩していた。馬は今ならベンツ。「わし、ここ、好き」と一言。

午後、人工呼吸器装着の南さんが、上がってきた。看護師さんが手動式呼吸器を押している。青空を見たのは二年ぶり。「よかったなあ」と奥さん。病室に戻った南さんに、「また上がろうね」とぼく。南さん、首を横に振った。ぼく、苦笑い。

夜になった。ボランティアさんが「星、すっごくきれい」と言う。六十歳の乳がんの高見さんと看護師さんらが上がってきた。

「あっ、オリオン座だ」「冬の大三角形って、あれ?」「シリウス、プロキオン、リゲル、カペラ、そしてあれとあれで冬の大六角形ですって」

看護師さんたち、星の絵本を片手に、夜空を見上げる。

「空を見上げたなんて、何年ぶりかなあ。病気して、いつも下向いて生きていたから」と高見さん。

冬の星座も随分西に寄って、夜空にも、屋上にも、春。

あとがき

ぼくの家は、小さな谷の入口にある。家の二階の自室から、窓の外を眺める。例年より桜は二週間早く開花したが、そのままのスピードで、山々の新緑も早くスタートした。今日は朝から雨風が続く。これが四月下旬か、と思うくらい寒い。裏山の木々の緑は風で大きく揺れている。

この季節になると、なんとなく思い出すことがある。あれから何年経《た》つかなあ。医師免許証を与えられたあの日から何年になるかなあ、である。与えられたのが昭和四十九（一九七四）年五月。医学生のころは、大学の授業は面白くなくて、勉強はあまりしなかった。医学生五年の時、臨床実習が始まり、襟を正し、学校に通い始めた。六年生が終わって医師国家試験があった。あの当時、面接試験もあった。面接試験官に、口に出しては言わなかったが、ぼくは誓いの言葉を用意していた。

「国家試験、どうか通してくれ。筆記テストが悪くても、口頭試験が悪くても通してくれ。通してくれて、医者にしてくれたら、人々のために、誠心誠意働く」誓いが効いたのか合格となった。誓いのおかげで医者にさせてもらったと、その時から思うようになった。今も。あれから三十五年が経つ。いつの間にそんなに、と思う。医籍登録番号は221104。

医籍番号を記したのは数字が119104に似てたから。119104は、ナチスの強制収容所で過ごし、体験記録の『夜と霧』（みすず書房）を書いた精神科医V・E・フランクルの手首に記された囚人番号である。フランクルは、ぼくが敬意を覚える医者の一人だ。忘れられない文章を断片的に思い出す。囚人の中でいい人は早く死んだ、と書き、生き残った人を見ると、共通しているのは次の三つだったと書く。窓の外の雪や景色を「きれい」と思った人、何の根拠もなく「自分は死なない」と思った人、配られたパンやジャガイモを半分にして、他人と分け合った人、とある。

戦争時と平和時とでは、人々の悲しみは大きく異なる。私たちは戦争の深い悲しみを生産させぬために、平和が守られることに力をそそがねばならない。だが一方、平和時であっても人々は深い悲しみに出会わずにはいられない。生命の宿命と言うしかない。病い、事故、災害、老い、死、は深い悲しみにつながっていく。

臨床で働き続けていて気が付くことがある。人々は悲しみの波に出会っても、必ずしも波に呑《の》み込まれたり、波に打ち上げられて消滅してしまう、とは限らないということ。波と共に浮遊し景色を眺める人、波の上に立ち波に乗る人、波の下で貝拾いする人、波をとび越え空へ飛んで行く人、いろんな人たちがある。人の隠し持つ力の一つ一つに、頷《うなず》き、驚き、敬意を覚えた。そのことごとを記し続けなければいけないと思った。このことは、フランクルの著書『それでも人生にイエスと言う』（春秋社）に通じていくところがあるように思える。

この本は、共同通信社、毎日新聞社、朝日新聞社の各紙に書かせてもらったもの、それにぼくの診療所から発行している「野の花通信」に書いたものを合わせてできている。それぞれの担当だった小川明さん、遠藤哲也さん、松本一弥さん、浜辺眞砂代さん、そしてそれを一冊の本に作り上げて下さった水藤節子さんに感謝したい。なにより大変な時間を私たちといっしょに過ごして下さった患者さん・家族、の一人一人に深く感謝したい。

徳永　進

二〇〇九年七月

伝える

川上弘美

その便箋《びんせん》は、ふつうの便箋よりも大判で紙も厚かった。右下には、二階建ての建物の絵が印刷されており、横に小さく「野の花診療所」の所在地と電話、そしてホームページのアドレスがあった。

「川上弘美さん」とはじまる手紙の文字は、たいそうほわほわした字体だった。なんといおうか、一文字の中に、たくさん空気をふくんでいる、とでもいえばいいのだろうか。とがったところがなくて、けれど甘い形でもなく。読みやすいのに、ほんの少しだけ、いびつで。なんだか不思議に心ひかれる形の文字だなあ、と思いながら、読んでいった。

内容は、「鳥取いのちフォーラム　第一回　みみをすます日　ホスピスケアをこの町に――」に参加してもらえないだろうか、というものだった。

文学の講演会や公開対談におさそい頂くことは、今までもときおりあったけれど、ホスピスについてのフォーラムは、もちろん初めてだった。

（なぜわたしに？）

そもそも人さまの前で話をすることが大の不得意なわたしは、いつもならばすぐさまお断りの連絡をしているはずだった。ところがどうしてだろう、ふらふらと、わたしは便箋に印刷されている「野の花診療所」に電話をかけてしまうのだ。あの。カワカミです。その。参加させて下さい。知らない間に、徳永先生に向かってわたしはそう口にしていたのである。

行きます、と口ばしってはみたけれど、ホスピスの現状や医療のさまざまなことについて、いったい何が話せるんだろう。フォーラム開催までの間に、何回か、不安になった。ところが不思議なことに、そのたびに、まるでわたしの不安を察したかのように、鳥取の徳永先生から連絡があるのだ。

「こんにちは」

のんびりとした、まるでお茶菓子をつまみながらひなたでのんびり座っている時のような口ぶりで、いつも徳永先生は電話をかけてくる。すると、不安だった心は静まり、「きっと、どうにかなるだろう」という気分に、すぐさまなるのだった。

いったいこの希有《けう》な安心感は、どこから来るのだろう。
その疑問を解決するために、わたしは徳永先生の本を何冊も読んでみた。
うわあ。面白いひとだあ。

読みながら、つくづく思った。

「野の花診療所」は、よりよいターミナルケアをめざす目的で、徳永先生が十一年前に鳥取に開いたホスピスである。ほとんどの患者さんは、遠くないうちに死をむかえる。その時に、いったいできることは何なのか。死という人生に一度しかこない一大事を、よりよく受け止めるには、どうしたらいいのか。徳永先生は、試行錯誤する。いや、試行錯誤という言葉は、ちょっと違うかもしれない。こういう看護法でやってみたら、きっといいだろう。この形式も採用してみよう。そのような、一律なやりかたは、徳永先生のやりかたとは、どうやら違うようだ。

徳永先生は、一人一人の患者さんを、じっと観察するのだ。この人は、いったい何をしたら、楽しくなってくれるのかな、と。

そうだ。野の花診療所では、どうやら「楽しい」「嬉《うれ》しい」ということが、とても大事にされているようなのだ。ずっとそばに住んだ海を、車椅子《くるまいす》に乗って見にいく。夏の暑い日にソフトクリームを買ってきてもらって、食べる。丼《どんぶり》が好きなので、二日に一度、食堂にリクエストする。住んでいた家に、帰ってみる。患者さんたちの、口に出してはなかなか言えないこのようなのぞみを、徳永先生や看護師さんたちは、するっと聞き出して（するっと、とはいかないことも多々ある）、なんでもないことのように、かなえる。

すごいのは、こんなに意欲的でさまざまなこころみをおこなっているホスピスの毎日のことを書いているのに、徳永先生の文章が、ちっとも深刻っぽくないことだ。もちろんとても真面目《まじめ》に書いてある。でも、こわばっていないのだ。いつものあの、電話で聞く徳永先生の声のように、手紙に書いてあった文字のように、なんだかほわほわしていて、でも直截で、悲惨なこともちゃんと書いてあって、そして、楽しいのだ。嬉しいのだ。

むろん人は、そんなに楽しく、嬉しく、死を迎えることはできない。痛いし、くやしいし、悲しいし、複雑なものがいくつもいくつもどっとふきだしてくる。

それじゃあ、徳永先生は、そういう時、どうしているのだろう。

徳永先生は、全員それぞれにことなる死の時間の横で、じいっとたたずんでいるのだ。そうか。こんな死もあるのだ。あんな死もあるのだ。そう思って、頭をたれるのだ。時には、後悔する。よくやったんじゃないかな、と自負することもある。とにかくどんな時も、徳永先生は、死にゆく人の、すぐそばにいるのだ。そのたゆみない積み重ねが、きっと徳永先生のかもしだすあの不可思議な安心感に、関係しているにちがいない。

徳永先生は、たくさんの文章を書いている。忙しいだろうに、なぜこんなにたくさん、と思うほどに。

文章を書くことが好きだ、ということもあるのかもしれない。けれどそれ以上に、わたしは徳永先生が強く伝えたいことがあるんじゃないかと、思うのだ。

少しでも多くの人に、伝えたいこと。それはたぶん、徳永先生自身の中から出てきた、わたくしごとではない。それはきっと、死にゆく人たちが、残したことなのだ。たくさんの、亡《な》くなった人たちの、亡くなる時の様子が描かれている。たんたんと。

驚くのは、一つも同じ死がないことだ。はー、そうなんだ、と、感動する。感動、なんて言葉は嘘《うそ》くさくてきらいだけれど、感動してしまうのだから、しょうがない。

人は唯一《ゆいいつ》の存在なのだから、かけがえのない存在なのだから、などという言葉がある。これも、なんだか嘘くさい言葉だ。でも、徳永先生の本を読むと、やっぱりそうなのかもしれないなあ、と思う。ここには、死のことがはっきりと記されている。まるで、人の日常の生活を書くように。そうか。死は、日常にくっついてくるものなんだ。知っていたつもりだったけれど、やっぱり、わかっていなかった。だからきっと、徳永先生は書くのだ。自分が見てきた死から与えられた、いくつものことを。生きていた人たちがいて、けれどその人たちは死んだのです、と。そして、それは決して特別なことではなく、けれどたいそうかけがえのない、けだかいことなのですよ、と。

（二〇一二年二月、作家）

初出

Ⅰ　野の花の人々　「日本海新聞」ほか共同通信配信、二〇〇八年一月〜二〇〇九年三月。

Ⅱ　野の花通信から　野の花診療所発行「野の花通信」、二〇〇二年〜二〇〇九年。

Ⅲ　野の花カルテ　「生死の体操」から「飲まない薬」まで、毎日新聞（大阪版）二〇〇五年四月〜六月。「身体と言葉」から「冬の星座」まで、朝日新聞二〇〇五年四月、八月、二〇〇六年三月。

この作品は二〇〇九年八月新潮社より刊行された。

野《の》の花《はな》ホスピスだより

新潮文庫　と-11-3

平成二十四年四月一日発行

著者　徳《とく》永《なが》進《すすむ》

発行者　佐藤隆信

発行所　株式会社　新潮社

郵便番号　一六二―八七一一
東京都新宿区矢来町七一
電話　編集部(〇三)三二六六―五四四〇
　　　読者係(〇三)三二六六―五一一一
http://www.shinchosha.co.jp

価格はカバーに表示してあります。

乱丁・落丁本は、ご面倒ですが小社読者係宛ご送付ください。送料小社負担にてお取替えいたします。

印刷・株式会社光邦　製本・憲専堂製本株式会社

ISBN978-4-10-147713-8 C0195